饥饿的母爱

治愈母爱缺失带来的创伤

〔美〕**凯莉·麦克丹尼尔** 著

陶尚芸 译

Kelly McDaniel

MOTHER HUNGER

How Adult Daughters
Can Understand and Heal
from Lost Nurturance, Protection, and Guidance

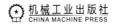
机械工业出版社
CHINA MACHINE PRESS

本书是作者 30 年研究、实践和学习"母爱饥渴症"的智慧结晶，是帮助女性治愈母爱缺失带来的创伤的指南。本书可以帮你确认母爱的基本要素，让你意识到自己失去的东西，并且找回自己需要的东西。

　　在本书中，作者探讨了导致"母爱饥渴症"的原因及如何应对的问题。在定义了"母爱饥渴症"的基础上，作者详细介绍了母爱三要素，即母性抚育、母性呵护和母性教导，并对"三度母爱饥渴症"的形成和应对机制进行了系统阐述，以期引导你敢于面对生活中的伤心事，让你拥有幸福快乐和亲密关系。另外，本书的每一章都会为你提供温柔的暖心支持，让你更快、更轻松地走出母爱的阴影、走出童年受的伤。

MOTHER HUNGER

Copyright © 2021 by Kelly McDaniel

Originally published in 2021 by Hay House Inc. USA

北京市版权局著作权合同登记　图字：01-2021-5490 号。

图书在版编目（CIP）数据

　　饥饿的母爱：治愈母爱缺失带来的创伤 /（美）凯莉·麦克丹尼尔（Kelly McDaniel）著；陶尚芸译. — 北京：机械工业出版社，2022.4（2025.2重印）

　　书名原文：Mother Hunger: How Adult Daughters Can Understand and Heal from Lost Nurturance, Protection, and Guidance

　　ISBN 978-7-111-70489-8

　　Ⅰ.①饥…　Ⅱ.①凯…　②陶…　Ⅲ.①精神疗法　Ⅳ.①R749.055

　　中国版本图书馆CIP数据核字（2022）第055120号

机械工业出版社（北京市百万庄大街22号　邮政编码100037）
策划编辑：坚喜斌　　　　　责任编辑：坚喜斌　陈　洁
责任校对：张晓蓉　张　薇　　责任印制：李　昂
北京联兴盛业印刷股份有限公司印刷

2025年2月第1版第4次印刷
145mm × 210mm · 8.75印张 · 1插页 · 147千字
标准书号：ISBN 978-7-111-70489-8
定价：59.00元

电话服务　　　　　　　　　网络服务
客服电话：010-88361066　　机　工　官　网：www.cmpbook.com
　　　　　010-88379833　　机　工　官　博：weibo.com/cmp1952
　　　　　010-68326294　　金　书　网：www.golden-book.com
封底无防伪标均为盗版　　　机工教育服务网：www.cmpedu.com

本书赞誉

"一本充满智慧的治愈系枕边书，让你勇敢、敏锐。"

——埃里卡·柯米萨（Erica Komisar），临床社工、心理分析学家、家长指导专家，代表作为《不缺席的妈妈：3 岁前给孩子全然的陪伴》（*Being There: Why Prioritizing Motherhood in the First Three Years Matters*）

"在读《饥饿的母爱》时，我感觉它就是一部神圣的经文——掷地有声的语言和耐人寻味的内容直击我的心灵深处，我知道此类病症真实存在，却叫不出名字。凯莉·麦克丹尼尔将母亲们最明显、最强大、最具影响力的特征传递给了女儿们，这种传承能够即时治愈我们，也能治愈我们的前辈和后人。说实话，我真想不出来哪本书能像《饥饿的母爱》一样让我产生如此强烈的共鸣。如果你被这本书吸引，请相信书中的故事！"

——南希·莱文（Nancy Levin），代表作为《建立边界感，才会有自由》（*Setting Boundaries Will Set You Free*）

"《饥饿的母爱》带给我们一场深刻的、富有同情心的、学术性的、深思熟虑的心理侧写旅程，它探究了我们未被满足的需求带来的温柔创伤。凯莉·麦克丹尼尔以优雅而清晰的方式引导读者认识到抚育、呵护与教导对我们身心发育的作用，以及在母性需求得不到满足时为我们寻求替身而产生怜悯之心。麦克丹尼尔巧妙地概述了治愈的步骤，让读者接受成长和萌生希望。这本书就是强大的母爱资源库！"

  ——詹娜·里默斯玛（Jenna Riemersma），执业咨询师，亚特兰大关系治疗中心创始人兼临床主任，著有畅销书《你我与共：家庭系统疗法让你见证家人的心态逆袭》（*Altogether You: Experiencing Personal and Spiritual Transformation with Internal Family Systems Therapy*）

"麦克丹尼尔拥有三十多年的女权主义研究经验，以及数十年的女性依恋创伤治疗经验。她是唯一有资格写这本书的人。《饥饿的母爱》是一封情书，内容全面、清晰、极富同情心，献给那些正在寻找回家之路的女性。"

  ——亚历山德拉·卡特哈基斯（Alexandra Katehakis），博士，代表作为《性瘾即情感失调：神经元信息传递综合疗法》（*Sex Addiction as Affect Dysregulation: A Neurobiologically Informed Holistic Treatment*）

"当某个女性无法从母亲那里得到安全、亲密或无条件的爱时，她通常会感到心碎或无法挽回的伤害。凯莉·麦克丹尼尔是一位专家，她阐明了这些未被满足的需求如何导致女性罹患'母爱饥渴症'。她还解释了典型的'创伤重演'，这会导致自尊心下降，包括爱上瘾和性上瘾，以及因为这些关键依恋而导致的持续伤害。《饥饿的母爱》是一则综合指南，帮你修复自我意识，学会如何治愈最基本的需求——宠爱自己。一点一点地理解，一步一步地努力，你会在不知不觉中收获自己应得的爱。"

——卡罗尔·朱尔杰森·希茨（Carol Juergensen Sheets），著有《逆袭：女性的自我探索之旅》（*Transformations: A Women's Journey of Self Discovery*）、《帮她治愈：性瘾者帮助伴侣治愈的同理心手册》（*Help Her Heal: An Empathy Workbook for Sex Addicts to Help their Partners Heal*）、《释放你的力量：走出伴侣背叛的创伤》（*Unleashing Your Power: Moving Through the Trauma of Partner Betrayal*）

"凯莉·麦克丹尼尔的《饥饿的母爱》将会让全世界的女儿们身心放松，因为她们终于可以用语言来描述生活和人际关系中的痛苦损失。本书带着同理心去理解所有的母亲在努力生养时所面临的极度挑战，并提供即时的关键元素去解释缺乏母爱可能产生的隐藏影响，还指明了一条治愈和康复的道路。"

——米歇尔·梅斯（Michelle Mays），执业咨询师、人际
关系恢复中心创始人

"这是一本必读书。凯莉·麦克丹尼尔巧妙地引导读者去探索'依恋创伤'这个常常波动的微妙领域。没有任何父母责备或羞愧的暗示！麦克丹尼尔带着慈悲和同情，为这个经常被忽视的话题提供了急需的信息。"

——布里特·弗兰克（Britt Frank），社会工作硕士，专科
临床社工、注册心理治疗师和创伤专家

序　言

在我 18 岁那年，母亲去世了。当时我还是佛蒙特州一所小型艺术学院的新生。从那年起，每年我都会在她的忌日给她写信。十年后，我在给她的信上写道："亲爱的妈妈，您离开我十年了。"此时我已泣不成声，泪水顺着脸颊淌下来，暖暖的，晶莹剔透。

这就是我寄往天堂的信：

这封信和前几封信不一样。一切都变了。我花了十年的时间，终于学会关心自己。我从没意识到，我有多恨自己，我有多怕自己。过去的一年非常艰难，治愈思念的效果却非常好。我现在独自一人，形单影只。我不再喝酒，不再频繁地找男朋友，不再自我毁灭，不再逃避一切痛苦。您走了，丢下我一人孤零零在世上。我依然思慕您。十年就像一辈子那么长。我已不是从前的我……那个有妈妈的小女孩。

可是，我不想再这样下去了。对于您的离去，我一直念念不忘。我不想我的一生都围着您转。我感激，非常感激，因为失去您，我变成了现在这个样子，但我不想我的人生再这么纠结下去了。

我也不想再自虐了。我不想躲藏。我不想继续感到绝望、孤独或憎恨。我想大步向前，我想逃避这份沉重的失落感。我想甩掉负担，就像扔掉夏季的外套一样。我厌倦了这一切。我只想做我自己。要做到这一点，我就得让您离开我的心房。

我想，也许，仅仅是也许而已！如果我不再挽留您，让您离开，我的心就会平静下来。我一直没有平静过，妈妈，在过去的十年里，我一直生活在万般痛苦之中。这太艰难了。我不想再这样下去了。可是，妈妈，我也需要您放了我。

爱您的克莱尔，您唯一的女儿。

母亲去世快 25 年了，如今让我重温这封信，有些为难。再回首，我为年轻的我而心碎，那年那日"她"正在给自己的亡母写信；我为我的母亲而心碎，"她"绝不希望自己的女儿过得苦不堪言。

我写下那封信之后，过了三年，我的第一个孩子诞生了，是个女儿。在她出生后的最初几个星期乃至几个月里，我常常坐在育婴室里搂着她哭泣。我婆婆担心我得了产后抑郁症。她说，她当年产子时可没哭得这么厉害。

　　我哭泣不是因为产后抑郁，而是因为我意识到自己离不开母亲，我永远都不会让母亲离开我的心坎。我也知道我不必如此。我把女儿抱在怀里，我知道，我之所以如此想念母亲，是因为我和我的孩子在育婴室里经历了同样的事情：原始的母女关系。我认识到这是一种深深的爱和亲子纽带，任何女人都无法否认它的存在或缺失。

　　十多年了，我一直是一名治疗悲伤的心理治疗师。我曾与成百上千名女性坐在一起，见证她们失去母爱的痛苦体验。我一直惊愕于母爱缺失导致的刻骨铭心的痛。无论是母亲离世（比如我），还是遭遇各种遗弃，失去母亲都会让一个女人铭记一生。

　　当凯莉·麦克丹尼尔第一次告诉我《饥饿的母爱》这个书名时，我立刻意识到这本书将会改变每一位读者的人生。虽然有很多关于"失去"的书，特别是关于失去母亲的书，但没有哪本书像这本书一样，如此简洁有力地传递了孩子渴望母爱的真情体验。

　　作为一名心理医生，我在工作中看到了很多失去母亲的故事。我见过最近失去母亲的女性和几十年前失去母亲的女性。我也见过母亲死于癌症、自杀、谋杀、事故和疾病的女性。我还见过一些女性，因为遭遇遗弃、毒瘾、记忆障碍、精神疾病等原因，她们拥有母亲却似没有母亲。还有些失去更具创伤性，但无论痛苦大小，伴随而来的渴望都是一样的。这些女性以独特而持久的方式塑造着她们的每一个形象，麦克丹尼尔将在她的华丽著作《饥饿的母爱》中谈及这一切。

但在我看来，麦克丹尼尔在《饥饿的母爱》中做的最重要的事就是验证失去母亲的经历会给女性带来很大的影响。我从患者那里听到的最多的一句话就是："真不敢相信，您还在处理这种事儿！"但正如麦克丹尼尔描述的那样，渴望母爱的经历对女性的影响是如此之深，不仅贯穿她的一生，甚至代代相传。《饥饿的母爱》不仅证实了这种影响，而且为我们提供了治愈方案和途径，这将在未来几年产生连锁反应。

我花了很长时间才原谅自己如此沉溺于母亲去世的影响，但对许多女性来说，逃避失去母亲的痛苦的过程是难以捉摸的，也是颇费精力的。麦克丹尼尔的佳作将永远改变这一困境。如今，《饥饿的母爱》已经问世，正等待最需要它的女性来阅读，这个消息抚慰了我的心，也给了我治愈的希望。如果我今天再给母亲写一封信，我会告诉她，多年来我没有让她离开我的心房，我永远不会停止爱她，但我找到了平静生活的方式。我希望所有读过这本书的人也能如此。

克莱尔·比德威尔·史密斯（Claire Bidwell Smith）
《焦虑：错过的悲伤期》（*Anxiety：The Missing Stage of Grief*）的作者

前　言

丽莎·多诺万（Lisa Donovan）在她的回忆录《我们家族永远饥饿的女人》（*Our Lady of Perpetual Hunger*）中写道：

我们家族的女人都深深地承受着彼此的痛苦。这种痛苦就像一个破碎的心室，是个累赘的器官，它阻碍了心脏内其他器官的正常活动，这让我们伤透了脑筋。

多诺万捕捉到了某些女儿从母亲那里传承的"心碎"遗毒。这句话是治疗我灵魂的良药，也是对"祖传心碎"的致意，当时我正在创作你们现在捧在手里的这本书。"心碎"是一个很难谈论、写作或了解的话题。

在过去的两年里，我几经搁笔，一方面因为经常有人提醒我，大多数人都不想知道这个问题的答案，但主要原因是这部书稿太难写了。我经常问自己："为什么要这样为难自己？"我坚持写这本书的原因只有一个：这是我年轻时希望读到的题材。

我出生在一个充满活力的家族，女人们竭尽全力抚养孩子，我和你们很多人一样，有着痛苦的家庭背景。雪白的肌肤和良好的教育等优势让我受益，但是，即使优越的生活也不能呵护一个人免受"母爱饥荒"的伤害。

我的曾祖母在我祖母还是个小女孩的时候就抛弃了她。她带着另一个女儿离开了小镇，和她的新丈夫住在了一起，她结了又离、离了又结，我的曾祖父只是她一生中的五个男人之一。她遗弃的那个小女孩长大后成了我的祖母。

我深爱我的祖母。我一年只去看望她一次，但那些共同度过的时光对我来说很神奇。我的母亲不太喜欢我的祖母。显而易见，我的祖母因为被遗弃的往事而渴望得到一些我的母亲无法提供的东西。做我祖母的女儿，一定是个苦差事。我不知道具体的情况，因为我的母亲对她自己的童年几乎没有记忆，也不愿谈及那些陈年往事。

我一直不清楚"饥饿的母爱"是什么意思，直到我自己也开启母爱之旅、进入母亲的角色，才逐渐明白其中的含义。在很小的时候，我就知道我的家庭出了问题。从事后的领悟和临床角度来看，我认为，我有母亲的呵护，无须获得更多的与母爱相关的知识，而且我当时忙着做个好女儿。我忙于生存下来。幸运的是，20多岁的时候，我偶然参与了女性研究课程，还找到了令人大开眼界的主题指导，给我创作《饥饿的母爱》提供了素材。回顾二十年前，我的处女作《准备痊愈》（*Ready to Heal*）问世，我在那本书中首次提及"饥饿的母爱"概念，当时取名为"爱瘾之源"。从那时起，我一直在帮助女性理解和治愈因为不良的早期依恋而产生的心痛。《饥饿的母爱》是我在过去三十年研究、实践和学习中积累的智慧结晶。这是我写给你们（"作为女儿的我"写给"作为女儿的你们"）的一封信，讲述了伴随着心碎遗毒的人生历程——一部分是生理上的，一部分是心理上的，一部分是文化上的，一部分是精神上的。

虽然故事多种多样，但我发现，每个深受母爱饥荒之痛的女人都渴望同样的东西：一份拥有某种特质的爱——抚育之爱、安全的爱、启迪心灵的爱。我们认为，这就是母爱。我们需要这份爱，这是我们人生坚实的起点。这是一种无条件的爱，任何浪漫的关系、友谊或生日蛋糕都无法取代。

许多人认为，父亲也可以给予这种独特的爱。毫无疑问，如果女儿由细心呵护的父亲抚养长大，她会具备很多优势，但父亲不能取代母亲。这本书取名《饥饿的母爱》，并不意味着忽视父亲或其他首要看护人的重要性。母亲们也不会因为无法提供这种爱而遭遇谴责。《饥饿的母爱》是一个参考框架，可以帮你确认母爱的基本要素，让你意识到自己失去的东西，并找回自己需要的东西。

在这本书中，我们将探讨导致"母爱饥渴症"的原因及应对方法。当你阅读书中的文章并有所发现时，你就是在接受这种认知治愈，可惜感觉不总是良好，但会给你带来新的希望和新的能量。请放心，即便你的母亲已经不在，或者你无法确认自己的悲伤源泉，你的"母爱饥渴症"也会得到治愈。"饥饿的母爱"并不是说你想做母亲，或者你需要亲近你的母亲。无论你是由自己的母亲抚养长大，还是由一个义母、一个养母、一个父亲、两个母亲、两个父亲或多个看护人抚养长大，你都可能罹患"母爱饥渴症"。要想治愈"母爱饥渴症"，与其纠结是谁抚育了你，不如追溯你的性格形成期缺失了哪些成长要素。此处的"饥渴"指的是你对生活的渴望和你对某种特质的爱的向往。

本书的每一章都会为你提供暖心的支持。在第一章中，我们定义了"母爱饥渴症"，让你立刻摆脱对"饥饿的母爱"一无所知的窘境。接下来将详细介绍母爱三要素。从"母性抚育"要素开始，我们将从动物身上学习，讨论依恋情愫，并进一步研究母爱与食色文化之间的复杂关系，这也是"母爱饥渴症”的分支话题。

接着，我们将转而讨论“母性呵护”，这是母爱的第二个基本要素。回顾一下动荡的文化力量对女性的伤害，我们就会萌生怜悯之情——为什么我们这么多人都经历过母爱凋零之痛呢？根据真实案例改编的犯罪剧《肮脏的约翰》(Dirty John)讲述了母亲无法呵护女儿时发生的悲剧，并且展示了如何将恐惧织入女性的心之网。

接下来，我们将探讨母爱的第三个基本元素“母性教导”，即母亲如何启迪女儿的心灵。最后，在本书接近尾声时，我们来看看“三度母爱饥渴症”，这是亲子关系中的“三度烧伤”，可以毁掉一个女人的人生，就像朱迪·嘉兰(Judy Garland)和伊迪丝·琵雅芙(Édith Piaf)的遭遇一样。

“母爱饥渴症”以不同的形式出现，但有些症状更为严重，所以每个人的治愈方式都不一样。你们中的一些人已经没有了母亲，所以，你们的人生轨迹将有别于那些有母亲的人。无论你的母亲是否还活着，治愈过程都会弥补你在成长期失去的东西。并不是本书中的一切观点都与你做女儿的经历相契合，但你可能会在本书中的某个地方找到恰当的词来形容萦绕在心头的痛苦。当你解读内心痛苦的时候，鲜活的思路会教导你去治愈自己。

虽然每个人的心理治愈之路不同，但你们可以期待一些常见的康复迹象：情绪安全感上升了，做决定没那么纠结了，焦虑减轻了，更清楚自己的依恋类型了。这样，你会支持自己所做的选择（甚至是你最后悔的选择），也会更容易选择友善和尊重他人的朋友和伴侣。如果你有了孩子，也会更容易释放母爱。

"饥饿的母爱"现象并不罕见，但没有被正名，只是隐藏在秘密和羞耻之中。你们要敢于学习和谈论这种激进的亲情伤害。为了重获必需的爱，你们要跨出勇敢的一步。

如果你是一位母亲，很可能会把这本书当成育儿指南读物，或者在书中重温那些让你后悔的事情。但请你尽量不要这样做。请从女儿的角度去揣摩书中的内容。它讲述了你在成长过程中错过的美好，让你重新找回那个曾经为赢得母爱或熬过母亲缺席的日子而牺牲的"温柔的自己"。当你拼凑出你与母亲的故事碎片时，你会找到新的资源去弥补缺失的母爱三要素——抚育、呵护和教导。敢于面对生活中的伤心事，你会拥有幸福快乐和亲密关系。

在接下来的章节中，你会积累新的认知，我也会全心全意地给予支持。

目 录
CONTENTS

第一章
什么是"母爱饥渴症"

——百种妈妈一种母爱：抚育、呵护、教导

如果有一份职业叫作母亲，那么它的岗位描述可能是这样的：

母亲这个职位的理想候选人必须是自我激励的人，她能够抱住并喂养一个脆弱的新生命，并且对这个小生灵的非语言暗示做出反应，从而给予安慰并与之建立亲子关系。母亲的责任包括呵护这个小孩子免受外部威胁，并积极参与他们的学术、精神和社交发展。母亲这个角色需要同等的温柔和力量，在压力下也要保持优雅的风度，还要设定健康边界。此外，这份工作是没有报酬的。

为什么会有人报名参加这份工作呢？这份工作要求很高，而且往往吃力不讨好，薪水也很低。母亲的工作是令人震惊的。孤立、经济压力和性别歧视加剧了抚育与呵护新生儿及教导儿童度过发育的复杂阶段所带来的巨大挑战。此外，母性和母爱被过度浪漫化（或戏剧化），使得人们无法将现实描述为除神圣体验（或可怕的负担）之外的任何东西。神圣体验和可怕的负担是两个极端，它们都抹去了母爱的复杂性。当一个女人在选择专职母亲而不是其他类型的工作时感到"低人一等"，或者因为搁置自己的职业抱负而受到评判时，我们的集体思维就大错特错了。

母爱是我们对爱的第一次体验，我们得到的母爱关怀让我们提前洞悉往后余生的自我感受。抚育子女是人类最重要的事业。然而，当我们试图定义好妈妈应该是什么样子的时候，却很难找到合适的形容词。对于母亲或母性，我们没有一个准确且普遍的定义。剑桥词典对"母性"的定义为"母亲照顾自己的孩子或像母亲一样照顾他人的过程"。韦氏词典对"母性"的定义是"用子宫孕育婴儿，并生育小孩"。这些定义没有给我们任何具体的解释，只是暗示了母性是女性与生俱来的简单行为。

为了帮助女性治愈"母爱饥渴症"，我需要给"母性"下一个实用的定义。我花了数年时间倾听成年女性的心碎故事，并对依恋理论进行了彻底的探索，这才建立了一个可以指导治疗过程的参考框架。我发现，母爱需要三个基本要素：抚育、呵护和教导。前两者（抚育与呵护）是小孩子从母亲那里得到的最原始的需求。第三个要素（教导）是后来出现的。如果这样的成长需求遭到了全部或部分剥夺，我们就会在成长的道路上苦苦挣扎于不安全型依恋症。例如，没有母亲的早期抚育，我们长大后就会渴望归属感和被人触摸的感觉。没有母亲的早期呵护，我们会一直焦虑和害怕。没有母亲的教导，我们就缺少了教会我们选择的内心指南针。这些都是"母爱饥渴症"的症状。

"母爱饥渴症"听起来像是把我们自己的不幸都归咎于母亲的又一个借口，但事实并非如此，甚至恰恰相反。当我们明白母亲用她们所知道的最好且唯一的方式来爱我们时，对她们的指责就没有立足之地了。只要母亲有的，她都愿意给自己的孩子。

"母爱饥渴症"源于一种代际遗传，它依赖的文化基础是"抬举男性和阳刚之气，提倡单枪匹马，贬低女性和阴柔之气，拒绝相依相偎"。如果我们能抛开对母亲的指责，以及对女性在职业生涯中疲于奔忙而难以面对家庭的现象进行笼统概括的倾向，那么，我们对"母爱饥渴症"的理解便达成共识，这可以鼓舞和帮助女性做好晋升母亲的准备。毕竟，从长远来看，母性抚育、母性呵护和母性教导可以让我们受益一生。

我们需要母亲

如果你觉得自己太需要帮助或太依赖他人,这部分内容可能会帮助你理解个中原因。我们需要母亲。从生物学角度来看,对母爱的需求是我们与生俱来的,这种需求与我们的身体和大脑紧密相连。如果我们没有收获足够的母爱,对爱的渴望就会一直伴随着我们。"母亲"是一个名词(我主要指的是亲生母亲),但是"做母亲"是一个动词。只要你是成年女子,并且有意愿、有能力,也乐于抚育、呵护和教导孩子,你就有资格做母亲。然而,我很欣赏并同意埃里卡·柯米萨在《不缺席的妈妈:3岁前给孩子全然的陪伴》中的见解:"我们否认母亲在孩子身上扮演非常具体和特殊的生理角色和情感角色,尤其是在我们追求现代化的过程中更为严重,这并不符合孩子的最佳利益及其需求。"我和柯米萨的见解一样。在实践中,当这段重要的关系受到损害时会发生什么呢?对此我深有体会。

抚育孩子是一项耗时耗力的工作,因为小孩子天生就有强大的生存本能。从生命的一开始,本能就迫使新生儿贴近亲生母亲,因为小宝贝已经熟悉自己妈妈的声音、气味和身体了。有妈妈的地方就是家。就像成年人想要一个重要的爱人或最佳好友一样,婴儿在最初的几个月里需要在一种既熟悉又舒适的亲密关系中茁壮成长。这就是生物学的真谛。

当亲生母亲无法陪伴孩子时，生母之外的其他人也可以成为首要看护人。然而，在紧急医疗、产妇死亡或领养等情况下，与生母身体的首次分离可能会让孩子与替身看护人之间的关系复杂化。据收养专家马西·阿克尼斯（Marcy Axness）博士说："天性是一个严格的监工：无论是最好的意图还是最高尚的理由，都不能改写这位监工的神经生理学定律。"阿克尼斯的主要研究和写作课题是收养现象和收养对象。她致力于解决社会科学之谜，解释为什么被收养者的心理健康问题多于生母养大的孩子。她引用了心理治疗师盖伯·马特博士（Gabor Maté）的观点，如果在婴儿时期就被人领养，长大后，"强烈的排斥感会伴随其一生"。马特和阿克尼斯的研究让我们获悉了关于人类早期生命过程的很多知识，以及与生母分离的风险有多大。我喜欢阿克尼斯的如下见解：

所有收养孩子的人都能得到巨大的祝福，但我们千万不要忘记，这些祝福往往来自于"失去"：孩子失去了亲生父母，得不到他们的抚养；养父养母失去了梦寐以求的"亲自生孩子"的机会；被收养的孩子失去了生物学上、家谱上甚至文化上的亲子纽带……收养、替身、新生儿重症监护……对于新生儿在这些情况下遭受的分离创伤、损失和悲伤，我们要给予同情和关怀！一刻也不要等了，马上开始吧。

如果一个婴儿突然失去了亲生母亲，他会品尝分离的痛苦滋味，因此他需要额外的关怀与照料。如果不这样，早期的分离可能会导致终生的心痛。如果你也曾遭遇这样的事，我希望你能明白，早期的母婴分离是一个艰难的过程。

遗失的母性关怀

"母爱饥渴症"是我创造的一个术语，用来描述在没有母爱的环境下长大的感觉，而正是"母爱"赋予了我们情感价值和亲情安全感。"母爱饥渴症"就像是一种难以描述的心灵空虚，这可能萌生于婴儿期或幼儿学会说话之前，最终成为总体感觉的一部分。"母爱饥渴症"表达了孩子对爱的强烈而无法满足的渴望，那是他们可望而不可即的渺茫的爱。我们许多人误以为"饥饿的母爱"是对浪漫之爱的向往。但事实上，我们渴望那些在我们成长岁月里缺失的母爱。

母性关怀的基本要素为一个强大且健康的大脑提供了发育的环境，从而为建立联系和学习做好了准备。婴儿需要可靠、敏感的亲密关系，以便大脑开发必要的社交领域。我们最初的爱，也就是母亲给予的爱，让我们品尝到未来的爱是什么感觉。"如今，父亲们比以往任何时候都更多地参与到抚养孩子的过程中。因此，'母亲扮演着独特而不可替代的角色'的想法似乎已经过时了。然而，有重要的证据表明，生物学对男性和女性抚育孩子的不同方式有影响。最近的研究表明，母亲的独特存在对孩子早期的情感发展和心理健康至关重要。"⊖

饥饿的依恋

如果你正在读这本书，可能偶尔会感到疯狂、羞愧或崩溃——但你没有呀。"母爱饥渴症"被深深地误解了，没有经历过"母爱饥荒"的人简直无法体会那种感觉。当然，这种病症让我们的情绪和行为混乱，因而感到孤单。

2008 年，我用当时流行的临床语言将"母爱饥渴症"描述为一种依恋障碍。我对这个术语感到遗憾，因为"母爱饥渴症"不是一种疾病，而是一种伤害——在婴儿的早期发育中，因为母性抚育、呵护或教导不足而引起的"心碎"。"伤害"这个词恰如其分地描述了"母爱饥渴症"在生活中带给人们的持久痛苦。这就像悲伤（尤其是复杂性哀伤症）源于你独自承受着一种不为人知的无形的负担。当你还是孩子的时候，如果母

⊖ Erica Komisar, *Being There: Why Prioritizing Motherhood in the First Three Years Matters*（New York：TarcherPerigee，2017），36.

性抚育与呵护缺失了，你也不会停止对母亲的爱，但你却没有学会爱自己。这就是"母爱饥渴症"的核心。"母爱饥渴症"带来的是一种心碎的感觉，它触动了你内心世界的一切，尤其是你与他人的关系和你自身的价值感。在本书中，我将从情绪、心理和生理等多个角度去解释"母爱饥渴症"的概念，让你不会再感到困惑、疯狂或孤单。

在依恋理论中，"母爱饥渴症"是"不安全型依恋"的另一个名字。不安全型依恋是一个很烦人的标签，因为它暗示着你有问题，包括你与他人相处的方式。没有人愿意承认自己"没有安全感"！幸好，不安全型依恋并不是性格缺陷。这个术语的诞生是为了教你如何与他人建立联系，也是验证你早年接受母性抚育与呵护的直接结果。至少有 50% 的人患有不安全型依恋症（我们将在第二章深入探讨这一话题）。所以，如果你的孩童时代给你留下了一段不受欢迎或不值得信任的情感体验，那么，你不是一个人在战斗。

如果人们从小对母性抚育与呵护的需求得不到满足，"母爱饥渴症"就会滋长。虽然很多成年人都有"母爱饥渴症"，但每个人的表现都不一样。根据母性缺失的因素、持续时间及程度，人们对母爱的饥渴感可能轻微也可能严重。

"母爱饥渴症"的源头可能是幼儿学说话之前发生的事

情，那时，母亲的关怀就是你的整个世界。你可以把你的生母想象成你的第一个家，你会明白这是怎么一回事。她的身体、拥抱和情绪是你的第一个生存环境，与你新生的身体和情绪密不可分。对于婴儿来说，母亲的身体是调节呼吸、体温、睡眠节奏、心率的天然栖息地。人类的天性会让母亲和你保持亲密，以便你的成长顺顺利利。

当婴儿因饥饿、痛苦或离别而产生情感需求时，人类的天性会让母亲用抚慰心灵的触摸和口吻去给予婴儿适当的满足。久而久之，伴随着母亲的回应和积极的互动，孩子的奖赏中枢日渐成熟，这有助于培养孩子信任他人和管理压力的能力。因此，母亲和孩子之间的日常互动和夜间舒适度就是"未来一切健康关系的神经生物黏合剂"。

科学表明，如果出于某种原因，你的母亲没有做好当母亲的准备，或者她像许多人一样没有意识到我们将在此介绍的概念，那么，你可能会继承她所感受到的矛盾、恐惧或愤怒。她对你的需求和她自己身体状况的反应可能并不充分。虽然你对她的早期呵护没有清晰的记忆，但你的身体有感觉。当母爱呵护的基本要素缺失时，就会导致"依恋伤害"，而"依恋"是构成未来思想感情的基础。

内隐记忆

我们的身体会讲故事，它知道早期的爱是什么感觉。出于这个原因，本书的大部分重点将放在人类生命的头两年——那时，记忆并没有外显，认知也不可用，"思考"根本不是真正意义上的思考，而是感觉。婴幼儿"思维"是由早期环境引起的一种以身体为基础的情感体验。

大脑的思考区域（大脑皮层）在三岁以后开始发育（那时的孩子爱问"为什么"），所以，孩子在三岁之前并没有完善的逻辑思维。我们可以这样理解：婴儿的感觉不是主观意识，而是客观事实。如果婴儿害怕或饥饿，成年人要敏感地接收婴儿的暗示信号并及时回应，这样才会使婴儿平安无事。如果没有熟人在场，那就大事不妙了。婴儿与亲密看护人分离，意味着危险会悄然来临。

我们身体里储存的情绪可以创造一个扎心又现实的信仰系统——如果世界是安全的，我就是安全的；如果世界是可怕的，我就是孤独的。接着，这种内心感觉变成了内隐记忆。内隐记忆不同于有意识、有语言的外显记忆，前者没有意识也没有语言。内隐记忆存在于大脑边缘结构的深处，悄无声息地向身体的其他部位传递安全或危险的信息。人类的早期经历通过心理感受和身体感觉来影响发育中的中枢神经系统。从这个意义上来说，"回忆"早年的事情更多的是一种感觉和印象，而不是一种意识和知觉。

无论是母亲在不在身边，感觉或情绪都会在孩子学会说话和认知之前创造内隐记忆。早期的情感经历实实在在地嵌入了我们的大脑结构中。当婴儿脆弱的神经系统意识到周围不安全时（比如早期的母婴分离，或者母亲心不在焉地照料），婴儿自然就会产生恐惧反应。恐惧会释放皮质醇和肾上腺素，这对正在发育中的大脑区域是有害的。当恐惧经常发生且得不到缓解时，婴儿会把恐惧的感觉储存在细胞里，打造出应对危险的身体和大脑——渴望爱但警惕亲密关系。既然理解了内隐记忆，就可以解释我们偶尔表现出的怪异行为了。我们看不到自己身体里的痛苦！早期的记忆与意识是分离的，但记忆和意识共同指导我们贯穿一生的情绪和健康。丹尼尔·J. 西格尔（Daniel J. Siegel）博士谈到了整合内隐记忆和外显记忆的重要性。他认为，两者的结合可以帮你追溯往事对你的影响。你已经在做了——承认"母爱饥渴症"确实存在，并努力治愈它。

人情纽带

我们每个人所经历的第一个环境就是亲生母亲的子宫，我们在子宫里汲取养分、感受激情并感知未来——我们将会来到一个什么样的世界？我们要在那里怎样生活？我们的归属感就从这里开始。如此，"人情纽带"（我们与他人建立联系和信任的能力）首先在子宫里发展，然后移入一个合适的初级关系并继续发展，让我们准备好与他人建立社会联系。众所周知，人类健康幸福的最大因素不是财富或地位，而是我们拥有的友爱关系的数量。我们一生的心理和生理健康的基础是在生命最初的 1000 多天里建立起来的。依恋理论的国际导师艾伦·肖尔（Allan Schore）博士强调了从受孕到两岁的 1000 多天的重要性。他将生命最初的这些日子称为"早期形成主观内隐自我的根源"。

神经科学告诉我们，大脑无法区分情感痛苦和生理痛苦，身体无法区分骨折和心碎。饥饿的婴儿会感到"痛苦"，孤独的婴儿也会感到"痛苦"。如果没有亲密看护人来缓解婴儿的痛苦，对于小女婴来说，这种痛苦就会加剧。她的大脑无法让她的身体知道她疼痛的原因。如果在头三年母性关怀受到影响，那么，母性抚育的缺失会让小婴儿心碎。

科学是无可辩驳的：儿童需要来自看护人的抚育、呵护和教导，以便开发必要的脑部活动，追求最理想的生活。疾病预防控制中心（CDC）将"安全稳定的抚育关系"（SSNRs）确定为促进儿童健康的社会和情感发展的基础。在 SSNRs 的背景下，成年人可以缓解孩子面对压力时的"或战或逃反应"（fight-or-flight response）[⊖]。这些人际关系进一步鼓励孩子去优化正向成长和促进社交技能。疾病预防控制中心对安全、稳定和抚育的定义如下：

- 安全：孩子在社会和物质环境中免于恐惧和免受身体或心理伤害的程度。
- 稳定：孩子在社会、情感和物质环境中的高度预测性和连贯性。
- 抚育：孩子的身体、情感和成长需求得到细致呵护和持续满足的程度。

备注： 在倡导儿童权益的同时，疾病预防控制中心还强调，成年人之间也需要 SSNRs，这通常叫作社会支持或社交资本，用来维护成年人与其子女的抚育关系。至于"安全型依恋如何成为 SSNRs 的关键结果之一"，卫生保健战略中心给出了解释。

我们不能因为自己不方便而去指望婴儿和儿童放弃这些

⊖ 或战或逃反应是指因为交感神经系统被激活而产生的全身性反应。当人的情绪处于极度状况之下时，比如遇到惊吓，交感神经系统往往被激活。所释放出的正肾上腺素与肾上腺素就会造成全身内脏器官的大量活动。——译者注

需求,因为忽视这些需求的代价太大了。正如埃里卡·柯米萨所指出的:"我们希望消除儿童和青少年的抑郁、焦虑、暴力等心理健康问题,但并不想深入研究此类问题的根源。"如果我们仔细观察,就会发现我们需要做出重大改变去纠正轻视产假和歧视女性的生存能力等系统性问题,因为这些问题物化并剥夺了女性的权利。这就是父权制的恶果,我们将在第六章中进一步探讨这个话题。

归属感是存活的前提

"生下来"不应该让孩子感觉离开了"家"(子宫)。婴儿天生就依赖与亲生母亲的身体接触,因为这是孩子最熟悉的环境。母亲就是庇护所和营养源。在生命最初的 6~9 个月,婴儿无法区分自己和母亲。母亲的天职就是保证婴儿存活。婴儿的大脑和身体天生需要接收母亲的亲密照顾,这意味着母亲要托举、搂抱、喂养自己的孩子。婴儿绝不能长期离开自己的首要看护人;婴儿的呼吸、心率、疑问和情感安全等尚未发育成熟的系统都依赖于人类的接触和亲近。

"我想要我妈妈"是幼童的恳求,这是举世公认的心声。我们听到这种哭喊声,也许已经感受到了凄凉,撕心裂肺的苦苦哀求声在我们内心深处回荡。当无人回应时,会发生什

么？遭遇不耐烦的愤怒回应时，又会发生什么？我们不再需要
妈妈了吗？根本不是这样的！随着时间的推移，没了母亲的安
慰，我们就会学着去隐藏情感需求。但这种需求并没有消失。
缺乏母性抚育与呵护的需求感会蔓延，就像愤怒情绪会传染一
样。如果身体里保存着痛苦情感的记忆，久而久之，慢性的痛
苦和长期的不安全感便会产生。当痛苦成为常态时，它就变成
了毒性情绪。毒性情绪和压力会导致生理上的炎症，削弱免疫
系统。因此，对于孩子来说，母性抚育或呵护的过早缺失属于
逆境成长，并且会造成依恋伤害。内心的恐惧或孤独感会跟随
我们从幼童期进入成年期，对我们的身体、人际关系和职业生
涯造成严重的破坏。这种孩童时代的心碎历程就是"母爱饥渴
症"的根源。

"没有人比妈妈更爱你"

事实上，不论年龄如何，我们一直都需要母亲来安慰我
们、庆祝我们的成就，或者为我们亲手做汤羹。用作家阿德
里安娜·里奇（Adrienne Rich）的话来说："我们大多数人的
心中都住着一个小女孩，她渴望得到母亲的抚育、柔情和赞
许。"对女儿来说，健康的母爱总是令人愉快的。如果母亲和
女儿之间保持一辈子的温情联络，她们的健康和幸福指数会高

于那些失去彼此的母亲和女儿。

如果母亲可以提供充分的母性抚育、呵护与教导，就会培养出安全型依恋的女儿，她们能在拒绝无谓的痛苦的情况下应对生活中的挑战。但是，"天下所有的母亲都爱自己的女儿"的神话抹杀了许多女性都知道的"母爱的感觉并不美好"的真相。对母爱的幻想并不准确。这个神话让很多女儿感到困惑，因为她们从来都不曾体验过母亲的柔情。

饥饿的母爱（也就是"母爱饥渴症"）的源头可能是不得已缺席的好心妈妈，也可能是陪伴且爱护宝宝但没有针对宝宝的基本依恋需求进行心理建设的妈妈。"母爱饥渴症"不会因种族或阶级的不同而发生变化，因为婴儿的需求是共通的。我们在婴幼儿时期受到的关爱告诉我们这些信息：我们有价值吗？我们可爱吗？我们安全吗？说真的，我发现，有一个不友善或不尽职的母亲，就跟没有母亲似的，有百害而无一利。

遭遇"母爱打折"的女儿们抱定最后的希望——她们坚信，她们的母亲会成为她们需要的母亲。持久的希望导致了一种病态的幻想，让女性陷入失望和悲伤的循环之中。她们的选择更像是冲动之举。她们的决策是基于外部压力而不是内在价值。所以，她们需要替代品。在童年时期，替身妈妈可能看起来很像蛋糕、冰激凌或童话故事。但最终，取而代之的是伏特加、毒品或草率且神魂颠倒的恋情。在生命的任何阶段，未经治愈的"母爱饥渴症"都是对内心窘境的快速修复。

没有母亲的女儿

在我出版第一本书《准备痊愈》（*Ready to Heal*）之后，那些认同"母爱饥渴症"概念的女性来寻求我的支持。我需要更好的语言来描述那种无声的绝望，这种绝望伴随着成年的女性走进了会议室和餐厅，也迎来了爱情和母亲身份。霍普·爱德蔓（Hope Edelman）的著作《母爱的失落》（*Motherless Daughters*）神奇地出现在我的面前。爱德蔓是一位才华横溢的记者和作家，可惜过早地失去了母亲。她为一个没有母亲的女儿的情感遗毒找到了说辞，熟练地描述了缺乏母性关怀的孩子在情感开发、社交发展和心理发育方面遭遇的阻力。她的书让我着迷，因为她对失去母亲的女儿的描述，听起来就像我的患者一样——尽管我的大多数患者的母亲还在世。为了理解这一点，我找到了葆林·鲍斯（Pauline Boss）博士关于"暧昧的损失"的重要研究。"暧昧的损失"是她提出的一个术语，用来解释当我们所爱的人发生病变时所遭遇的情况，比如阿尔茨海默病或创伤性脑损伤。当身体存在与心理缺失共存时，就会发生这种悲剧。换句话说，就是一个人的身体还在，但心理和情感都消失了。鲍斯的描述让我明白，为什么我的患者貌似就是爱德蔓书中的"没有母亲的女儿"。

女性在成长过程中可能会出现母爱缺失的症状，因为她失去了母亲的关注和调谐。关注对抚育与呵护至关重要。为了感受到爱，孩子不仅需要母亲的身体陪伴，还需要母亲的情感调谐。母亲情感利用率的低下直接影响母性抚育的质量。缺乏母性调谐的原因很多，如工作需求、智能手机和屏幕、各种各样的上瘾症或不良的健康状况。母亲自身无法治愈的"心理应对能力"会削弱她的注意力和调谐力，迫使她回避当下，并且远离自己的女儿。

母亲首先是女儿

当我需要为"母爱饥渴症"说些什么时，阿德里安娜·里奇总能给我灵感。她写道：

我们许多人是以我们无法察觉的方式被养育的。我们只知道母爱的伟大不可估量，但有时，我们的母亲会抛弃我们！比如，母亲去世了，这是永恒的离别。再比如，她把我们送去领养，或者她因为生活压力而酗酒、患上抑郁症或疯了，都会造成分离悲剧。如果她为了给我们挣吃饭的钱而被迫离开我们，和冷漠无情的陌生男人在一起……如果她按照习俗要求努力成为一个"好妈妈"，却变成了一个焦虑的、令人担忧的、清教徒式的守贞者；或者她离开我们只是因为她需要没有孩子的生活……那么，我们内心的小孩，这个在男性控制的世界里长大的小女孩，有时依然会忍不住渴望那失落的母爱。

许多用心良苦的母亲却没有为自己的女儿提供足够的母性抚育、呵护或教导，因为她们无法分享自己没有的东西。母亲首先是女儿，她们可能生活在未经确认且未经治愈的"母爱饥渴症"当中不能自拔。每一位母亲都承载着她的母系祖先的资源、信仰和创伤。而对每个女人来说，"母亲失去女儿，女儿失去母亲，本质上都是女性的悲剧"。

由于种种原因，本书可能会触发你的情绪。"母爱饥渴症"就是关于治愈你现在已经步入成年但基本需求未被满足所导致的创伤。阅读本书的概念时，你可能会在"生母亲的气"和"背叛母亲"之间摇摆不定。一方面，大多数人都被调教成了"好女儿"，不管母亲的行为有多伤人，我们都会忽略不计。另一方面，你可能想要责备你的母亲。责备是悲伤的自然阶段，也是"母爱饥渴症"的正常表现，但这是困住你的可怕之处。如果你发现自己无法摆脱责备的冲动，这可能是在提醒你需要更多的支持来治愈伤口。

如果你有自己的孩子，阅读本书可能是额外的挑战。意志薄弱的人不适合做母亲。虽然从生物学上来说，女人天生就负责抚育与呵护孩子，但不同的母亲得到的建议互相矛盾，这让母亲这份工作变得更加艰难。你因为没有达到"人为捏造"的母性标准而感到惭愧和纠结；你也有失去耐心的时候，你也有发脾气的时候，你也有萌生想法的时候；你可能会质疑自己当初为什么要生孩子。这些都是正常的感觉，伴随着不可思议的强大压力，你需要在得不到充分支援的"文化荒野"中抚育孩子。

如果你的孩子长大了，却和你疏远了，或者在生活中苦苦挣扎，你可能会因为失去这份亲密关系而感到绝望。然而，当你获得新的洞察力时，请你务必去关注你曾经作为女儿的经历。虽然我讲的是母性原则，但这不是育儿手册，这些信息只能帮你意识到长大成人后会失去什么。本书的目的是治愈"母爱饥渴症"，而不是考核你们的母性力量。

再说一遍，你和你母亲的关系是你向我倾诉的原因。当你找回那一部分失落的母爱时，请不要转而去找你自己的孩子（无论孩子多大）来加工这些材料留下的原始感受。当你的心灵得到治愈时，你的孩子将顺理成章地继承你的治愈成果。瑞斯玛·梅纳肯（Resmaa Menakem）在其著作《奶奶的手》（*My Grandmothers' Hands*）中用精雕细琢的语句描述道："我们每个人能做的最好的事情，就是消化我们的痛苦，治愈我们的创伤，不仅是为了我们自己，也是为了我们的子孙后代。"如果你是一个女孩的母亲，请相信女儿总是想要自己的母亲。母女之间几乎在生命的任何阶段都有可能建立新的联系，特别是在某些强大转变的过程中，比如她的青春期或她自己成为母亲的时候，许多女儿会再次渴望母亲的爱和指导。

对你们中的许多人来说，阅读这些内容可能会让你们回忆起痛苦的童年。如果发生这种情况，我建议你们去找一位训练有素且对创伤敏感的依恋治疗师，他可以帮助你们理解令人不安的情绪和记忆。"母爱饥渴症"的治愈不能单独进行，因为这是一种需要修复的关系创伤。为了避免陷入绝望，我们需要寻找一位值得信赖的创伤专家。

男人、女人和"母爱饥渴症"

经常有人问我，男人是否也会遭受"母爱饥渴症"的折磨。我会简单地回答"是的"。所有的婴儿都需要母亲的抚育与呵护。如果没有了这双重保护，男孩和女孩都会经历"母爱饥渴症"。但是，随着男孩的成长和成熟，他们对母性教导的需求会从母亲转移到父亲。男孩通常在男人世界寻找导师,并融入阳刚文化的理想国。对于非强势的男孩来说,这个过程充满了复杂性,但是,"母爱饥渴症"可能不是其中之一。

虽然说,父亲和母亲的角色榜样都有助于女孩的成长和成熟,但她们更倾向于接受不间断的母性教导。事实上,正是通过母亲的身体、思想和精神,女儿们才会明白女性气质、生理习性和她们自己。

"好妈妈"的标配

几十年前,英国儿科医生和精神分析学家唐纳德·温尼科特(Donald Winnicott)博士给了我们一个"好妈妈"的概念。与此同时,他还给了我们关于母性的唯一可行的定义。温尼科特解释说,"好妈妈"会关注新生儿的需求。真是不可思议,"好妈妈"居然能立马领悟到婴儿的迫切需求。她们似乎知道,敏感的反应对新生儿的健康至关重要,而且早期的亲密接触有着天然的益处。如果没有其他生活逆境,"好妈妈"可以帮助孩子建立安全型依恋关系,安全感和被爱的感觉让孩子茁壮成长。可惜,这里的"好"字让我很不舒服,这是个什么样的标准呀。但有时候,我也会安慰自己:"这是探究母性(或类似概念)的一种思维方式,我不必局限于一个不可能

的标准。""好妈妈"的标配最小化了早期依恋过程的重要性
及母爱的关键性。因此，我不会用"好妈妈"来诠释"饥饿的
母爱"。

母爱三要素

为了理解"母爱饥荒现象"、治疗"母爱饥渴症"和撰写
本书，我需要一个更精确的参考框架来量化母爱。随着时间的
推移，我确定了母爱的三个关键元素，它们有助于我们产生价
值感和安全感：母性抚育、母性呵护和母性教导。这就是将关
爱转化为母爱的三要素。

母性抚育：母亲是抚育我们成长的第一源泉。她为我们
提供食物和舒适的感觉。母亲对孩子饥饿和亲密需求的反应能
力让我们从生命伊始就认识了这个世界。母亲的抚育让我们知
道了自己的重要性。此外，我们还体验了爱的感觉。

母性呵护：母亲的呵护是我们生存的基础。母性呵护促
使我们良性发育，并缓冲我们可能遇到的恐惧和焦虑。这些威
胁来自四面八方，如缺少心灵的港湾、兄弟姐妹爱发飙、长辈
麻木不仁。母性呵护从子宫开始，并且持续很长一段时间。女
儿需要母亲的呵护，以免遭到那些贬低和侵犯女孩的恶势力的
袭击。

母性教导：随着年龄的增长，女儿会从母亲身上寻找作为女人的蛛丝马迹；女儿会从母亲的尊重和关怀中学会如何对待其他女人；女儿会从母亲那里学到如何做到坚强、善良、温暖和勇敢。但是，如果没有母性抚育与母性呵护这两个要素，女儿就很难相信母亲的教导。这种亲子纽带太脆弱了。相反，她可能会打破母亲的规矩、风格和意愿。

可以提供母爱三要素的母亲，就是孩子躲避生活风暴的心灵港湾。当然，即使是提供了母爱三要素的母亲，也会在生活中犯很多错误，但这些不会导致"母爱饥渴症"。母性抚育、母性呵护或母性教导的缺失之痛才会导致"母爱饥荒现象"。如果母亲犯了错但懂得知错就改，安全又亲密的亲子关系就会继续下去。母亲要做好这一点，就必须得到朋友的鼓励、伴侣的呵护和家人的支持。如果没有这些资源，母亲可能需要专业人士的支持来满足孩子对母爱的需求。

镜像与同理心

婴儿的神经结构就是其亲生母亲的"镜像复制版"。也就是说，这种神经结构具有重复性和可预见性，可为日后如何去爱和感受定下基调。母亲温暖而有规律的抚摸有助于女婴的大脑生长，并滋养其神经元，使母婴关系更亲密。婴儿在母亲的怀里成长，小小的心脏紧贴着母亲的心脏，紧跟着母亲的呼吸节奏。这种爱的交响乐在"母婴二分体"中影响着能够掌握观察、沟通和社会联系的大脑，这将服务于女婴的一生。而"镜像复制"使这种非语言的学习和模仿成为可能。

当我们对别人微笑时，他们的镜像神经元会兴奋起来，刺激他们大脑中的化学反应，释放多巴胺和血清素，这是增加幸福感和减少压力的激素。同样，当我们看到别人微笑时，我们的镜像神经元也会因微笑而活跃起来。这就是镜像原理。镜像可以让我们感受或"了解"另一个人。这并不需要认知方面的努力，它在生物学上与我们的镜像神经元相连。这样，我们仅仅通过看别人的面部表情就能自动地感知他们的感受。镜像是同理心的开始。同理心赋予我们人情味儿，为人际关系和社区联系提供了基础，让我们远离孤独。

从出生的头几个月开始，婴儿就有了镜像反射。所有的婴儿都会观察自己母亲的脸。妈妈的眼睛、微笑和面部表情都是宝宝是否安全和是否享受母爱的信号。如果妈妈的表情温暖而放松，宝宝就会感觉一切安好。相反，如果妈妈看起来生气或冷漠，宝宝的镜像神经元就会发出威胁信号。当母亲面无表情或皱着眉头迎接新生儿时，人与人之间的联系对发育中的婴儿来说可能是一种不愉快甚至可怕的经历。

孤独和寂寞

在最近的采访中，维韦克·默西（Vivek Murthy）博士讨论了孤独的有害性。他解释说，持续存在的孤独感会造成一种"慢性应激状态"，进而损害免疫系统；导致炎症、心脏病、抑郁症和焦虑感；增加过早死亡的可能性。根据他的说法，"长期孤独相当于一天抽 15 支烟"。在鼓励婴儿和儿童接受独立训练的文化中，有太多的父母根本不知道婴儿和儿童的危急的依恋需求。由于担心孩子被宠坏，或者变得软弱、依赖性强，大多数用心良苦的父母都会让小孩子独处，这种错误的做法对孩子的安全型依恋产生了负面影响，为"母爱饥渴症"的蔓延创造了条件。

作为成年人，我们中的许多人都会不知不觉地对爱和安全感产生一种深切的渴望，而这种渴望源于大脑在发育的脆弱的动荡期留下的太多的孤独感。虽然我们看起来能干又强壮，但内心深处却有一种挥之不去的空虚感。如果我们在生命中过早地适应了孤独，就会在爱和亲密关系本应存在的地方留下一个心灵之洞。对于爱和生活，我们的内心没有方向感，因为我们的大脑已经适应了孤独，从未想过要去追求健康的人际关系。

你收到的第一份爱

母爱是你收到的第一份爱。也许你会惊慌失措，也许你会充实满足，但无论如何，母爱都为你如何看待自己、他人和周围的世界播下了种子。如果你收获的第一份爱是一种积极的体验，其他的情感关系往往也会是积极的、正面的。如果你收获的第一份爱不是积极的体验，那么破碎的母性依恋就会为你生活中的其他关系奠定基础。无论你觉得照顾母亲的情感健康是一种负担，还是你无法得到她的充分关注，与你生命中最重要的人断绝了联系会让你感觉不对劲或很糟糕，还容易染上恶习，变得情绪波动、孤独和羞愧。许多女性告诉我，好朋友、精神导师和心理健康专家都不理解这种痛苦。事实上，有些人极力反对讨论母爱话题，因为这种话题往往会让你觉得自己不忠或忘恩负义。当你没有一个安全的地方谈论母爱缺失话题时，悲伤就会困在你的身体里。"母爱饥渴症"是肉眼看不到的，也是无法治疗的，它会继续影响你的情绪和你爱的人。努力去感悟你生命中第一段情感关系的真谛，并不意味着你忘恩负义或自怨自艾。你就当这是朝着完整母爱迈出的勇敢一步吧。记住：认清你所拥有的和失去的，会指引你重新找回你所需要的。

你的痛苦有个名字

你与来历不明的"母爱饥渴症"共存，就像戴着眼罩过日子一样。你根本无法治愈你看不见的东西。在接下来的内容中，我们将摘掉"情感眼罩"，挖掘母性关怀的三个基本元素，但这些元素并不是你成长过程中的一部分。我们将进一步探讨母爱三要素，了解当三要素全部或部分缺失时对孩子的发育产生的不良影响，帮助你们找回失去的东西。

"母爱饥渴症"的体验在每个女儿与母亲的关系中都是独一无二的。体验是独特的，痛苦却是普遍的。"母爱饥渴症"带来的情绪包括常见的人类情感，如悲伤、焦虑或困惑。这些普遍的感觉通常会在你与朋友和伴侣的人际关系中得到缓解。但"母爱饥渴症"使人与人之间的关系变得复杂，而不幸的是，人际关系并不总会带来解脱。因此，人们很容易陷入困境。"母爱饥渴症"在孤独、恐惧和羞耻的气氛中滋长并持续。这些紧张的情绪通常需要上瘾症来缓解，这就是你会迷上食物、性、爱情、工作、锻炼或消费的原因。我们将在第四章（替身安慰）讨论这是如何发生的。

尽管"饥饿的母爱"是一个非常困难的话题，但如果你认同并得到了治愈，我希望本书能让你感觉不那么孤独。读完这一章，你就会明白"你的痛苦叫什么名字"。你的母性抚育环境中缺失了一些关键的东西。随着你身体里的智慧开始发挥作用，多年来埋藏的情感将会浮出水面。请给你的心痛起个名字，新的力量即将出现。

第二章
依恋理论和"母爱饥荒现象"

——妈妈不缺席，孩子不害怕

"依恋理论"的攻势越来越猛烈，因为它从心理学的角度解释了人类最初为什么以我们的方式去爱和生活。我们的个人依恋类型是我们如何与他人联系的具体化示意图。虽然人类的依恋行为模式多种多样，但我们每个人都有与他人建立联系和亲密关系的主导模式，这是在孩童时代就形成的印记。为了理解"饥饿的母爱"是怎样炼成的，我们将密切关注当初我们在母爱关怀之下"学习"如何依恋的岁月。

　　丹尼尔·J.西格尔博士是一位作家、精神病学家，也是加利福尼亚大学洛杉矶分校人类发展中心主任。他提供了一个临床视角："依恋可以帮助不成熟的大脑（孩子的大脑）利用父母的成熟大脑的功能来进行自我组织，从而建立人际关系。"如果没有一个稳重且有教养和保护意识的成年人，早期依恋的学习可能会导致孩子产生不安全感。"饥饿的母爱"这个术语描述了成年人的不安全型依恋是什么感觉，以及母爱三要素缺失时会发生什么。如果你理解了不安全型依恋的根本原因,就可以指导"母爱饥渴症"的治疗过程,并促使你在成年后形成安全型依恋。

依恋理论

依恋理论诞生于第二次世界大战后,当时在孤儿院工作的英国精神病学家兼精神分析学家约翰·鲍尔比(John Bowlby)注意到,即使儿童得到食物、住所和医疗照顾,他们也未必会茁壮成长。事实上,许多孩子夭折了。起先,鲍尔比开始研究这种现象发生的原因,后来,心理学家玛丽·安斯沃思(Mary Ainsworth)扩展了他的理论。从他们在世界各地开展的研究来看,依恋理论将我们带回到一个基本的事实:婴儿天生就依赖看护人的抚育。婴儿是情感纽带的载体,从生物学和天性的角度来看,这是为了与最初的看护人保持亲密关系。如果婴儿或孩子没有良性发育,也未必意味着他们出了什么问题。相反,这可能表明他们的养育环境缺少某些元素。

新生儿需要蛋白质和脂肪来构造大脑和身体,同理,她也需要母亲的温暖来加强大脑的社交区域。搂抱可以刺激婴儿的大脑发育。母亲托抱孩子及给孩子换衣服和喂食等成千上万的微互动也是如此。每个时刻都可能让人们产生一种感觉,即

"人人享有同等快乐"，这个世界是一个受欢迎的安全的地方。母亲和婴儿之间的和平互动会刺激婴儿大脑的奖赏中枢，激活多巴胺、血清素等使生活感觉良好的神经递质。在婴儿的世界里，依偎越多，他的大脑就越容易接受爱和其他的快乐感觉。在婴儿生命的头 18 个月里，迅速生长的感觉神经元帮助婴儿无声地感受着生母的有求必应和亲密接触。

健康的母爱能促进右脑发育。右脑是常识性思维的核心，使人们能够读懂他人的暗示，并产生感同身受的同理心。右脑的发育取决于可预测且敏感的依恋时刻。加利福尼亚大学洛杉矶分校格芬医学院人际神经生物学教授艾伦·肖尔博士称之为"经验依赖性"。如此，母爱就会成为大脑从根本上信任（或不信任）人类关系的基础。

学会依恋

你对爱的触摸和安全的声音的最初体验是一种内隐记忆，它被储存在了你的身体里。内隐记忆或称基于身体的记忆，是我们在外显记忆或称有意识的记忆出现之前保存世界和家庭信息的方式。而外显记忆会让我们回忆起昨天或去年发生的事情。我们对内隐记忆的理解来自心理学家彼得·格拉夫（Peter Graf）和丹尼尔·L. 夏克特（Daniel L. Schacter），他们的发现阐明了我们有时在没有意识记忆的情况下如何及为何会对早期经历做出反应。我们的人体细胞承载着早年经历的故事,不管过去多久都不会消失。但是,内隐记忆则没有这样的功能。

因为我们大脑边缘系统的部分区域(特别是负责处理情绪的杏仁核)在出生时就发挥作用了,所以,早期的人情互动非常重要。甚至在婴儿时期,我们就能在内隐记忆中捕捉到关于环境的感觉(安全感、归属感、快乐感、压力感)。内隐记忆是我们先天智力的原始组成部分,在大脑高级皮层发育和帮助我们理解现实之前就告诉我们关于安全和爱的知识了。从妈妈怀孕的最后三个月到宝宝出生的第二年,大脑的体积会翻倍增长。在这个快速成长的时期,婴儿的大脑依赖于首要看护人的大脑来调节情绪——减轻痛苦,感到安全,信任他人。婴儿还不能独立"思考"。换句话说,婴儿需要看护人通过声音、触摸和相容把爱转化为婴儿世界的语言。

科学告诉我们,小孩子不具备像青年人或成年人那样思考的能力,因此,有很多误导人的育儿专家告诉父母,婴儿也可能有操纵欲。操纵欲是一种比较高级的思维过程,婴儿尚未拥有——几年内都不可能拥有。哭泣或发飙并不是为了操纵看护人,这些只是痛苦的迹象和求助的信号。年幼的、发育中的儿童没有自我调节情绪的能力,他们只能从自己所受到的照顾中培养这些能力。

本质上，婴儿和母亲共享一个大脑，直到婴儿大脑中控制逻辑和理性的认知区域发育成熟。婴儿与母亲或首要看护人的身体接触和敏感的互动会支持大脑以最佳的方式发育。当大脑的两个半球协同工作时，学习和调节情绪就会变得更容易。这两种天生的能力完全依赖于早期的母性抚育与呵护，这意味着母亲本质上是孩子大脑的建筑师。当我还是个年轻妈妈的时候，当然没有意识到母爱的重要性。我无法获得这类信息，也不知道有哪些知识我并不知晓。

依恋模式

有关早期的母性呵护的感觉，已被深深地印在了你的内隐记忆中。内隐记忆决定了我们寻求依恋的独特模式。无论我们能不能意识到，我们的身体或心灵都在指导着我们的日常生活。如果人们缺乏对这些早期经历的认识和接触，他们就会普遍认为每个人都以同样的方式进行社交、联系、玩耍或工作。我们可能无法理解依恋模式和行为的独特性——直到有一天我们与我们关心的人发生了冲突。该冲突给我们带来了学习新东西的机会，让我们了解自己的需求是什么、怎样与他人建立联系，并且揣摩别人会如何看待我们的行为。但我们中的许多人回避了冲突中蕴含的智慧，因为我们没有办法理解自己的不安情绪或强烈的嫉妒心理。我们只是不知道为什么会有这样的感觉。

我们大脑的逻辑区域缺少早期人格结构（内隐记忆）的钥匙（外显记忆）。当我们洞察身体的知觉并关注自己的感觉时，我们就能更好地控制自己的选择和行为。然而，这个过程需要时间，因为没有成长岁月的清晰记忆，我们就不知如何学习依恋和爱。但请相信，随着你对母爱三要素的了解越来越多，比如母性调谐和镜像，你的身体或思想可能会开始意识到你在成长岁月中失去的东西。虽然承认这些痛苦或惊愕的感觉可能会带来难过的情绪，但它会为你的治愈和转变做好准备。

情感调谐

当某人或某事对你很重要的时候，你要全神贯注，因为专心和专注是你表达感激、爱和尊重的最佳方式，它们既需要你的身体存在，也需要你的情感存在。其中"专注"就是情感调谐。比如，专注于你最喜欢的活动、老师或朋友，可以表明你重视的人或事物是什么。情感调谐是你的完整自我的完整表现。

婴儿在三岁之前需要从首要看护人那里得到情感调谐，

这样，他在以后的成长和学习的过程中能够更好地管理和接触各种各样的情绪。依恋理论的研究人员称这为"安全型依恋"。安全型依恋的孩子拥有快乐的大脑。这并不意味着他们永远是快乐的孩子，只是意味着他们的大脑运转良好。

情感调谐是母爱的语言。母亲通过凝视、声音和触摸，教会自己的孩子爱的感觉。宝宝喜欢妈妈的脸。宝宝不在乎妈妈是否聪明或漂亮，他只是希望妈妈在场。即使宝宝还不能集中注意母亲的表情中的每一个细节，他也能感觉到母亲的调谐。曼彻斯特大学的心理学教授爱德华·特罗尼克（Edward Tronick）博士做了一些实验来说明情感调谐现象。在他著名的"静止脸实验"中，妈妈们以一种熟悉的方式开始与自己的宝宝接触。我们观察母婴如何享受彼此，分享声音、手势和眼神交流。几分钟后，特罗尼克要求妈妈们与自己的宝宝分开，并且在同一个地方保持一张静止的脸。

妈妈们不再微笑，也不再发出声音。在和没有反应和表情的妈妈待了几分钟后，原本快乐的宝宝变得困惑又痛苦。他们大哭起来，以示抗议，并竭力想再次引起妈妈的注意。普遍来说，当妈妈仍然面无表情时，宝宝会反复尝试与母亲重新沟通。这种互动真的很难观察。我们可以看到宝宝的痛苦，他们好像在说："发生了什么事？你去了哪里？哪里不对劲？我需要你!"如果妈妈不进行情感调谐,宝宝就无法忍受妈妈的亲近。妈妈仅仅在身边是不够的,宝宝还需要妈妈的情感陪伴。

幸运的是,在这个实验中,妈妈们会迅速地修复感情(否则太残酷了),她们会伸手去抱宝宝,对她们微笑,轻柔低语,抚慰他们的痛苦。妈妈和宝宝之间的现场演示向我们展示了情感调谐的重要性。这些早期的人际关系课程是建立安全型依恋和打造未来自我价值的基石。

除了母性的情感调谐,我们还可以在"静止脸实验"中看到婴儿的适应能力有多强大。在敏感细腻的抚慰之下,宝宝们很快就从痛苦中恢复过来。不过,妈妈们不可能一直对自己的孩子进行完美的情感调谐,也没这个必要。但是,善于情感调谐的妈妈不会让自己的孩子挣扎太久或太频繁。就像特罗尼克实验中的妈妈们一样,当她们错过一个亲密信号时,就会努力去及时修复。

母亲和婴儿之间反反复复的互动建立了彼此之间的信任和安全型依恋关系,这对婴儿发育中的右脑至关重要。最近的研究表明,女婴在 3 个月大的时候就开始模仿母亲的声音和表情了。美国纽约州精神病学研究所临床心理学教授、母婴交流专家比阿特丽斯·毕比(Beatrice Beebe)博士写道:"到了第 4 个月,女婴就会失去妈妈没有的面部表情。"毕比的研究对于某些小女婴有着深远的意义，因为她们的妈妈总是在打电话，或者被太多其他责任分散注意力，抑或是表情平淡且声音单调。妈妈的面部表情不仅能传达情感，还能为婴儿创造大脑回路。母性凝视的存在和质量是这个心理生物学过程的一部分。所以，我们可以理解，缺乏母性情感调谐是生命早期逆境的一种形式。

单有爱是不够的

单有爱还不足以建立安全型依恋关系。母亲和孩子共享的 DNA 并不能保证孩子感受到爱。母性的情感调谐将爱转化成了婴儿世界的语言。事实上，不管我们的年龄如何，我们都从情感调谐中体验到了爱。至少我们尝试过和那些对我们很重要的人进行情感调谐。我们很多人都在挣扎，因为情感调谐不是与生俱来的能力。如果小时候缺乏这样的培育，我们就需要学习如何与我们关心的人进行情感调谐。这就解释了为什么超级畅销书《爱的五种语言》（*The Five Love Languages*）如此受欢迎。作者盖瑞·查普曼（Gary Chapman）是个婚恋专家，他在这本书中教成年人如何用自己能感受到的方式去表达爱。查普曼解释说，仅仅"相爱"是不够的，我们必须用伴侣能理解的语言去表达爱。这对成年人来说确实如此，因此，对无法理解成年人行为的婴幼儿来说，更是如此。

情感调谐是有关母爱关怀的无形劳动。母亲们会在很多方面进行调谐，例如，寻找自己的孩子需要睡眠、营养或抚慰的信号。善于情感调谐的妈妈会观察什么能让宝宝平静下来。尽养育责任的妈妈会根据宝宝的喜好去调整自己的抚摸方式。她会寻找宝宝孤独或害怕的信号。善于情感调谐的妈妈还会在小宝宝貌似很满意的时候给他们一些空间。这些都是建立亲密关系的方法，简单而高效。这里的"调谐"是一个动词，也是积极表达爱的方式。

有时候，看护人会担心，如果她们对婴儿暗示的反应太频繁或过于迅速，可能会宠坏宝宝。但是，"宠坏"的真正含义源自"腐坏"，也就是把东西放在架子上让它腐烂掉，这个词对婴儿不适用。世界上没有"宠坏孩子"这回事儿，但这种广泛传播的错误信息无处不在。满足婴儿对舒适、食物和抚摸的需求，可以为其建立归属感、爱和信任。这些都是人类的基本需求。当这些需求在孩子发育的适当时期得到满足时，社会化、学习和个性化传播的后期任务就完成了。母性的情感调谐为孩子建立了一个强大又健康的神经系统，让孩子了解自己、探索世界，并在未来与他人形成快乐的关系。

安全型依恋

婴儿要形成安全型依恋，并不需要母性抚育和调谐有多完美。所有的母亲在照顾孩子的时候都会出很多错。善于调谐的妈妈会通过搂抱孩子、摇晃孩子的身体、向孩子道歉等方法来弥补她们的错误。通过这些敏感的修复动作，母亲可以在离开孩子太久或暴跳如雷之后与孩子重新建立亲密的关系。大自然中的万物不需要完美，孩子们也不需要完美。安全型依恋来自于母亲和孩子之间可靠的关系往来，这种关系灌输了人情纽带可以缓解痛苦的信念。这些早期的人际关系强化了正在发育的大脑系统，帮助人们保持了健康和幸福的状态，还创造了安全型依恋关系。

母性养育的神奇魅力就是抚育安全型依恋的孩子：积极主动的情感调谐和千古不朽的母爱。

安全型依恋可以促进孩子成长与成熟。独立性是健康依赖需求的"副产品"，它让这些需求在婴儿最脆弱的岁月里得到了满足。安全型依恋就像有一个可以逗留的"安全地带"，这是一个叫作"家"的亲情港湾。安全型依恋的孩子往往比不安全型依恋的孩子具备更多的好奇心和更少的攻击性。他们能够表现出同情心，还会应付某些困难。安全型依恋的人会在一生中与朋友、爱人和自己的孩子形成亲密的关系。

不安全型依恋

像所有人一样，安全型依恋的小孩子在坏事发生时也会挣扎，但他们很快就会恢复过来，并且在遇到困难时，他们选择相信别人会给予帮助。而那些早年缺乏母性抚育的小孩子，只会独自承受内心的痛苦。在长大成人之后，不安全型依恋的孩子的整个神经系统的构建与安全型依恋的孩子完全不同，前者的情感很难随着生理的成熟而趋于成熟。不安全型依恋会导致焦虑症状的出现，患者很难信任他人，也不容易集中注意力。当不安全型依恋的孩子到了中学年龄，可能表现为抑郁症、犹豫不决、拖延症、社交孤立、饮食失调或上瘾症。依恋科学告诉我们，大约50%的人属于不安全型依恋。而"母爱饥渴症"描述了不安全型依恋的感觉是什么。有"母爱饥渴症"的人对归属感、爱和安全感的渴望永远不会消失，即使对他们进行各种心理训练也无益。

不安全型依恋的儿童和成人的情感困扰要比安全型依恋者更具有挑战性。由于早年缺乏母性抚育和过度缺乏安全感，这些不安全型依恋者很难与他人进行良性合作，而且在害怕的时候会退缩或自我孤立。不安全型依恋的人可能会过度依赖他人，比安全型依恋的同龄人更缺乏耐心和灵活性。他们的记忆受到了攻击，不太可能结交长期的朋友，而是在孤独中苦苦挣扎。甚至有些不安全型依恋者在遇到冲突时会变得咄咄逼人。

不安全型依恋的人数真是太多了，因此，将这种人类体验归为病态是完全没有道理的。事实上，我们可以说"不安全型依恋症"就是"人之常态"。我们对不安全型依恋（心理健康问题、上瘾症和其他健康问题）的心理适应与道德无关，这是缺乏母性供养的产物。母性抚育的缺失损害了大脑连接回路，却加强了大脑记忆回路。如此，不安全型依恋为潜在而持续的孤独感打下了基础。不安全型依恋解释了我们许多人的共同体验与渴望，寄希望于某人或某物来缓解孤独的痛苦。

缺乏母性安慰与母性呵护，我们就会在外显记忆、认知和逻辑等高级功能发展之前形成依恋损伤。我们很难谈论我们不记得的事情。不安全型依恋的女性会描述自己沉重、麻木或不安的感觉，却不知道自己为什么会有这些感觉。她们苦于抑郁症、情绪障碍或广泛性焦虑症的折磨，这是普遍的现象。"三度母爱饥渴症"（我们将在第八章中讨论）与躁郁症和边缘型人格障碍有着相同的症状。"母爱饥渴症"消除了人们对这些症状的困惑，照亮了他们内心深处的肝肠寸断。

与母亲关系稳固的女性无法体会伴随"母爱饥渴症"而来的绝望和羞耻感。这并不是因为她们不是有心无力或没有悲伤期，而是因为安全型依恋的女性根本就没有"母爱饥渴症"。这是她们无法想象的事情。当生活艰难时，她们被包围在母亲的温暖中；当生活幸福时，她们和母亲一起庆祝快乐的时光。她们会在需要帮助的时候寻求帮助。安全型依恋的女儿与她们的母亲分享各种高光时刻的快乐——无论是结婚、升职、搞定简单的食谱，还是生小宝宝。母亲和女儿之间持续的互动，仍然是生活中亲密关系和健康成长的一部分。

相反，不安全型依恋的女性无法融入温暖的母女关系。她们在很小的时候就决定在害怕或伤心的时候不去找自己的母亲，有时邂逅快乐的时光也不去找母亲分享，因为她们知道，快乐也可能威胁到感情脆弱的母亲。有人说，当她们需要拥抱的时候，却被母亲推开了；还有一些人感觉被母亲的需求压得喘不过气来。

如果没有健康的母性抚育，小女孩们长大后可能会背负一种隐隐约约却刻骨铭心的感觉，那就是"我很孤独，这是我的错"。这样的想法会使小女孩们产生羞耻感和自我厌恶心理，会阻碍她们培养自我照顾能力、发展健康的人际关系和享受美好快乐的时光。羞耻感就像是一只上了锁的牢笼。简·贝克·米勒（Jean Baker Miller）博士创造了"谴责孤独"这一术语来描述这种孤独体验和羞耻感受。《你的自我共鸣》（*Your Resonant Self*）一书的作者莎拉·佩顿（Sarah Peyton）

称其为"警觉的孤独"。事实上，可以形容此类感觉的形容词很多。如果你也苦苦挣扎于这种孤单和痛苦，请记住，你不是一个人在战斗。

我在行医生涯中，从未将任何安全型依恋的女性诊断为"母爱饥渴症"。但我有很多机会去探索不安全型依恋的多元化。不安全型依恋通常分为两类：焦虑型和回避型。我们将在下文中一一讨论。还有一些人表现混乱，归为紊乱型依恋，这是一个丰富而复杂的类别，常常被忽视或误解，有时也叫作恐惧回避型依恋。出于这个原因，我将在第八章（"三度母爱饥渴症"）全面深入地讨论紊乱型依恋，因为它与该章主题密切相关。

依恋类型的划分有助于人类行为的定位，但记住，这种概念化设计要服务于研究目的，而不是给我们"贴标签"。学习和理解不同依恋的细微差别只是为了提升你自己的认知能力。当内隐记忆突然变得有价值，并且进入大脑中负责逻辑变化与理解力的区域时，你的意识就会"灵光乍现"，这就是改写心灵故事的方法。

我们回顾回避型依恋和焦虑型依恋的时候，需要明白的是，没有人只属于一种类型，而是两者兼而有之。事实上，你的依恋类型会随着你的人际关系对象而变化。

回避型依恋

回避型依恋的孩子在很小的时候就学会了封闭自己的感情。大多数人会创造与世隔绝的情感空间以躲避拒绝或窒息的情感。成年后，回避型依恋的女性倾向于线性思考。讨论情绪或感情会让回避型依恋者非常紧张，他们通常会"不屑一顾"，因为在压抑自己感情的过程中，他们很难真实地感受到别人的情感。

我研究了回避型依恋发生的两大模式：

母爱不够：首要看护人经常无法回应其孩子的需求。她太早又太频繁地抛弃了她的女儿，留下了无法修复的分离痛苦，破坏了早期的亲密关系。由于缺乏母性抚育，这个孩子不得不放弃寻找母亲的努力。如果没有其他人来安慰这个孩子，回避型人格就会入侵她的心灵，并关闭她对舒适的需求，让她忍受无法忍受的事情。

母爱过度：首要看护人的热情令人窒息。对婴儿来说，过度的母爱关怀不是坏事。滋养过度总比抚育不够要好。但随着时间的推移，被过度溺爱的女儿很难从溺爱自己的母亲那里获得空间。在临床学界，我们称这种现象为"痴缠"（Enmeshment）。当母亲对陪伴和肯定的需求压倒了孩子的自主和关爱能力时，就会发生"痴缠现象"。这种角色转换要求女儿抚育母亲，而不是母亲抚育女儿。

痴缠是一种潜在的忽视形式，是颠倒式的抚育。无论是少年还是成年，女儿们都会被她们对母亲的愤怒和沮丧所困扰，而她们的母亲看起来是那么的"美好"。治疗师可能会不知不觉地教导女儿们要更有耐心，却对她们背负的沉重负担视而不见。这样一来，这些女儿的愤怒就会被忽视，并可能转化为抑郁。如果没有适当的干预，她们就会失去价值，甚至朋友拍拍她们的肩膀，提醒她们有点不对劲的时候，她们都会火冒三丈。我们将在第七章（母性教导）仔细研究这种母女痴缠现象。

回避型依恋的女性一开始很迷人，给人的印象是她们在感情上很投入。一般来说，这是后天习得的行为，而不是衡量价值的标准。作为成年人，回避型依恋的女性常常感到窒息或认为被最亲密的伴侣束缚了情感。我们大多数人在电梯或地铁里与陌生人保持距离的行为是回避型依恋女性的默认姿态。在不知不觉中，她们的肢体语言和面部表情传达出这样的信息：离我远点，或者让我一个人待着。

回避型依恋的女性很容易错过来自他人的亲密暗示，当她们周围的人认为她们需要安慰时，她们会感到沮丧。回避型依恋女性的判断是一种心理适应过程，其中隐藏着一触即痛的依恋伤害。这种自我保护的策略制造了一种虚假的力量，打破了人际关系中的平衡。因为这些回避策略是对难以忍受的情感痛苦的内隐适应，并且它们在很大程度上是无意识的，当朋友或伴侣指出它们时，就会给这些女性造成困惑。由于我们生活在一种重视独立而非相互依赖的文化中，回避型依恋的女性经常因为她们的成就、志向和勇气而得到肯定。她们通常觉得自己比别人更强大。她们冷静的性格、出众的机智或超级活跃的个性都可以让她们在亲近的人面前深藏不安全型依恋。

回避型依恋的女性通常会被那些偏向焦虑型依恋（和更重视人际关系）的人所吸引，因为她们会无意识地试图维持控制，并产生"一切安好"的幻觉。这就是她们不用问就能得到亲密需求的方法。示弱是构建人情纽带的一种技巧，而情感示弱对于回避型依恋的女性来说是不可容忍的。

回避型依恋的女性认为她们强壮而独立，其实这与事实不符。她们很容易感到无聊，并借助朋友和伴侣的能量让自己保持参与感。由于这些原因，回避型女性的"母爱饥渴症"可能需要很长时间才能确诊。她们通常需要一场危机才能接触到自己的悲伤和脆弱。如果她们面临重大损失，比如失去对她来说真正重要的一段关系或一个就业机会，就可以触动她对遗弃的深切恐惧，并引发一场"悲伤雪崩"，那便会促使她们走向痊愈。

焦虑型依恋

与回避型依恋的女性不同，焦虑型依恋的女性知道她们的人际关系模式出了问题。她们通常会对自己的情感需求感到羞耻。当文化氛围贬低人际关系和人情纽带时，焦虑型依恋的女性在试图与他人建立联系时会被贴上"无安全感、黏人或依赖性强"的标签。事实上，焦虑型依恋的女性对亲密的渴望很难得到满足。然而，这不属于病理学的范畴，这是"母爱饥渴症"的一种表现形式。

当母亲没有以可预见的方式对女儿进行情感调谐时，焦虑型依恋现象就会发生。那些难以表达爱意的母亲或经常出现莫名其妙的情绪波动的母亲，会让女儿感到焦虑；那些过于严格和完美主义的母亲也可能导致女儿焦虑。那些对孩子的自然需求感到不知所措的母亲，她们的表情和肢体语言会让她们的女儿感到受伤和羞愧，并留下"我是不是不可爱"的疑问。

作为成年人，焦虑型依恋的女性缺乏对自己和他人感到舒适的内心体系。她们渴望与朋友和伴侣亲密，但容易心生妒意，还动不动就生气。她们适应了爱的匮乏，知道爱的供应是有限的。她们的激烈情绪有时看起来像一个处于抗议状态（发脾气）的婴儿或蹒跚学步的孩子：哭喊、尖叫或噘着嘴让别人靠近。焦虑型依恋的女性在发现自己被母亲抛弃（甚至被女儿抛弃）时，可能会愤怒、噘嘴、绝食或伺机报复。

焦虑型依恋的女性和其他人一样需要独立自主，但她们感觉不到。对她们来说，独处是一种折磨，"找回孤独"是不可思议的念头。

渴望改变

虽然每个人都有一种占主导地位的依恋类型，但我们可以根据自己所处的特定关系做出一些改变。例如，即使你在人际关系中属于天生的回避型依恋类型，如果你最好的朋友需要很多独处的时间，你可以和他一起经历困惑与不安全感。同样，如果你承认自己患上了焦虑型依恋，你可能会在与另一个焦虑型依恋者的关系中感到窒息。

有关专家提出了"赚取安全感"的概念。不管你的依恋类型如何，都有可能"赚取安全感"。换句话说，你可以改变你的依恋类型。如果修复和重新找回你以前不曾拥有的母爱三要素，你就可以建立新的安全感。为治愈而付出的努力改变了神经的健康状况，填补了早期情感联系的空白。就像有规律的锻炼可以增强体质一样，努力恢复母性抚育、母性呵护和母性教导，也可以提升你的脑力。获得安全感需要有意识的努力，因此，我们现在要做的最重要的事就是获得意识。

许多女性在治疗师的帮助下获得了安全感。有些人在好友、伙伴甚至宠物的支持下建立内心的安全感。根据"母爱饥渴症"的严重程度，增强依恋类型的要素，也会获得不同的效果。

在下一章中，我们将探索母性抚育的基本要素，它对我们如何发展依恋类型及如何体味爱的感觉有着巨大的影响。

第三章

母性抚育

——"我爱你，妈妈在这里！"

母性抚育是婴儿需要从首要看护人那里获得的第一大要素，它的宗旨是为生命建立一个安全基础。抚育是用一种无声的语言对新生儿说："我爱你，妈妈在这里！"韦氏词典将抚育定义为"关心和鼓励某人或某物的成长或发育"。它来自拉丁语单词 nutrire，意思是吮吸和滋养。我喜欢把抚育看作护理。护理意味着照顾需要抚养的人。也许这解释了为什么我们通常把抚育和女性联系在一起，因为我们可以用母乳喂养我们的婴儿。不过，男性也可以抚育孩子。男人和女人都有催产素受体，可以促进亲密行为。

　　为了弄清楚"母爱饥渴症"的起因，让我们更深入地了解抚育的含义吧。

- 抚育是婴儿和她的首要长辈（妈妈）之间的有求必应的护理过程。
- 抚育是抚摸、搂抱、喂养、安慰、梳理和回应。

- 抚育是爱的语言；婴儿的大脑通过感觉来学习。

- 在生命最初的 1000 多天里，抚育是至关重要的，这时婴儿的大脑正在经历快速的发育。

- 抚育是安全型依恋和大脑健康的基础。

- 抚育是所有哺乳动物生存的基础。从孩子出生的那一刻起，母亲们就会拥抱、舔舐、轻推、照顾自己的孩子。

婴儿一出生就知道妈妈的声音，而且喜欢妈妈的声音胜过一切。当他认出其他熟悉的声音和噪音时，羊水已经把他们包裹了九个月。羊水中清晰的声音是母婴联系的"背景音乐"。在生命最初的 1000 多天里，母性抚育决定了新生儿的情感、心智和身体发育。有人指出："分娩的方式和过程、与母亲皮肤的亲密接触、母乳喂养、情感培养、保护，以及家庭提供的刺激因素，都在新生儿出生后延续了妊娠过程。"

母性抚育的魅力

婴儿初生的前几个月非常脆弱，时刻需要小心呵护，因此，婴儿专家称这个时期为"妊娠三阶段之外的第四阶段"。在这个阶段（分娩后的三个月），妈妈和宝宝都需要放慢生活节奏。这个幼嫩且脆弱的时期应该被视为妊娠的一部分，因为婴儿的大脑正在以惊人的速度生长，而促成其发育的养分就是母性抚育。

在婴儿出生后的前 90 天里，母亲和孩子之间的眼神交流、肌肤接触和彼此的气味都能增强情感激素的分泌，并塑造彼此的大脑。触摸在这个时期也很重要，因此，耶鲁大学的儿科医生马修·格罗斯曼（Matthew Grossman）博士改变了他对依赖阿片类药物出生的婴儿的护理标准。他没有给这些婴儿注射吗啡并让他们独自待着（这是传统的护理标准，可能要花上几周时间），而是让他们待在母亲身边，让肌肤间的接触来缓解分娩过程。结果，母亲照顾的婴儿比接受药物治疗的婴儿更早出院。

在宝宝出生后的几个月里，妈妈和宝宝会"坠入爱河"。肌肤间的接触会增加催产素，有时也被称为"爱情激素"。这是符合自然规律的产物。对一些人来说，这种亲密关系可能是立竿见影的；而对另一些人来说，它是慢悠悠地建立起来的。在分娩后的三个月里，或者说在"迷恋期"，母婴分离是很危险的。对婴儿来说，过早失去母亲的亲近可被视为一种严重威胁。与母亲分离是新生儿遭遇压力的主要原因，可能表现为心跳加快、血压升高、血氧饱和度下降。

父母用吊带背着孩子，不仅仅是一种时尚，因为父母是生产催产素的工厂。父母与孩子之间的接触和亲近越多，催产素就越多。研究表明，经常被抚摸的婴儿比不被抚摸的婴儿拥有更大更好的大脑。催产素在母亲体内产生一种生物反应，有助于母亲减少焦虑和毫无头绪的忙碌。催产素可以帮助母亲与婴儿互动，满足他们的心理需求。天生的亲密纽带让母亲感觉良好，并自然而然地放慢生活节奏。在哺乳、分娩、拥抱和性高潮时，催产素会在我们的体内泛滥。这些时刻都因为沉静而变得更加美好。催产素就是凝聚感情的自然产物，可以帮助夫妻在性爱后继续流连；催产素可以激发母亲搂抱孩子的冲动；催产素还可以让某人心甘情愿地为你清洁厨房。

不幸的是，很多人不知道这种神奇的激素，也不知道如何最大化它的功效。经常把宝宝放在婴儿床或小跳床上而不是抱着宝宝的新手妈妈们，可能会错过大自然中神奇的亲密关系绑定模式。那些用心良苦的工作人员或家庭将母亲和婴儿分开，让母亲得到休息，却打乱了情感激素的释放。只允许母亲休息六周的政策，对亲子关系的建立是灾难性的打击。妈妈和宝宝需要在充满神经激素的环境里尽可能长时间地依偎在一起。就像第一次浪漫的爱情出现一样，新生儿的迷恋有着更大的目的，那就是和妈妈牢牢地连接在一起，为前三年的最佳依恋做好准备。

　　在最初的几个月或几年里，首要看护人需要很多支持。换句话说，母亲需要具备母性。如果母亲不了解首要看护人需要多少支持，她会和她的孩子一起置身于危险境地。按照惯例，同一个社区的女性之间会互相支持；然而，在现代社会，我们倾向于分散居住，因此女性很少得到同社区其他女性的支援了。产后导乐是缓解这一困境的方法。如果有一个人专门喂养产妇，并照顾她的家庭成员和做家务，这位新手妈妈就可以专注于亲子关系了。

　　除了催产素，分娩后，新手妈妈的脑垂体也会分泌催乳素。催乳素是一种产奶激素。每次喂奶时，对乳头的刺激会使新手妈妈释放催乳素，这种激素可以带来爱、奉献和放松的强烈情感。婴儿吸奶时，也能促进催乳素的分泌，给母亲一种满足感。而在婴儿体内，催乳素有助于消化。

　　婴儿知道自己需要多少奶水。有时吸奶是为了饥饿，有时吸奶是为了安慰。因为这个原因，比起"母乳喂养"，我更喜欢"护理"这个词。护理就是抚育。护理包括拥抱、眼神交流、摇摆、唱歌和奶瓶喂养；护理就是能让催产素分泌，让感情和依恋不断发展的东西。护理或母乳喂养的科学成果令人惊叹，但毫无疑问，做到这一点也许很难。母乳喂养遭遇了一些挑战，难以坚持下去，比如，乳管堵塞、奶量不足或不稳定。

具备护理能力的母亲需要时间、耐心和支持来学习如何调谐婴儿发出的信号。此外，如果母亲感受到完成其他任务或重返工作岗位的压力，就会威胁到母婴需要的重要的亲密纽带。

向动物学习

对婴儿的照顾应该是母亲的本能，但不幸的是，一代又一代缺乏母性抚育的女性都苦于努力接近这样的天性。现代育儿专家对此也无能为力。许多人误导父母，提出的策略将婴儿和儿童置于不必要的逆境当中，特别是主张过多的母婴分离。为了应对母性教导不力的问题，我们可以从研究动物中了解很多关于婴儿护理的知识。有关专家和科学家们研究了老鼠、大鼠、草原田鼠、绵羊、猴子等与人类大脑结构相似的哺乳动物，以便更好地理解我们对母性归属感和母性呵护的原始需求。

和其他哺乳动物一样，人类的婴儿利用声音、气味和触觉来辨认自己的母亲，他们喜欢亲生母亲胜过一切。而母亲会紧紧地守护着自己的孩子，为他们清洁身体，并保护他们免受伤害。除非母亲发生了什么可怕的事情，否则幼小的孩子不会独自哭泣。

麦吉尔大学神经学家迈克尔·J. 米尼（Michael J. Meaney）教授对母鼠及其幼崽的研究表明，母鼠的照顾对后代有很大的影响。当母鼠频繁地舔舐幼崽时，她体内保护幼崽免受未来压力的基因就会启动。这种早期的母性呵护会持续到幼崽长大。然而，当幼崽被剥夺了此类照顾时，这样的基因就会一直处于休眠状态。因此，早期的母性关怀永久性地改变了调节压力的大脑区域。米尼的研究反映了世界卫生组织关于早期看护人对婴幼儿生长发育重要性的审查结果。

米尼的研究对于理解母女之间的关系障碍是如何通过代际传递的具有重大意义。他发现早期的母婴分离阻碍了雌性幼鼠未来抚育自己后代的能力。母鼠舔舐得更多、喂得更多的幼崽，长大后不仅表现出更强大的应对压力的能力，还会以同样的方式抚育自己的幼崽。米尼的结论解释了为什么在母爱中感到安全的女性自己更有可能拥有安全感的婴儿，并且在一生中享有稳定的友谊和浪漫的关系。

关于幼童被安置在育儿机构后的研究，也强有力地证明了以强大的母爱作为后盾的母婴关系对幼童的健康及其认知和社交发展的重要性。团体照顾的幼儿往往不能茁壮成长，他们容易生病，他们需要关注，他们发现很难与其他孩子有正常的同伴关系。

有关研究表明，对于婴儿的生存来说，抚摸可能和食物一样必要。很多人可能都熟悉哈里·哈洛（Harry Harlow）关于恒河猴的著名实验。哈洛把小猴子从它们的妈妈身边带走，并将它们分成两组，其中一组与带着奶瓶的"铁丝妈妈"在一起，而另一组与带着奶瓶的"布衣妈妈"在一起。不管喝不喝奶，小猴子与"布衣妈妈"相处的时间更多。哈洛试着把奶瓶从"布衣妈妈"那里取走，看看小猴子是否更喜欢"铁丝妈妈"，因为"铁丝妈妈"仍然给它们喂奶。但喝奶后，小猴子还是回到了"布衣妈妈"那里。哈洛的研究还显示，小猴子依赖温软的"布衣妈妈"来获得舒适感。如果"她"在那里，小猴子们就会感到好奇和满足。然而，当"她"被移开后，小猴子们就会瘫痪在那里，蜷缩成一个球，吮吸着自己的拇指。

表观遗传的影响

纽约西奈山医院创伤压力研究主任雷切尔·耶胡达（Rachel Yehuda）博士发现，大屠杀幸存者的孩子与他们的父母和祖父母一样，都有创伤后应激症状。耶胡达还发现，在纽约世贸中心恐怖袭击事件之后患上创伤后应激障碍的母亲所生的婴儿，都有中毒性的痛苦症状，比如很容易受到噪声和陌生人的干扰。由于大部分表观遗传是母系遗传，因此，这项研究帮助我们了解母亲的情绪是如何传递给子女的。斯坦福医学院研究员兼学者布鲁斯·利普顿（Bruce Lipton）表示："母亲的恐惧、愤怒、爱、希望等情绪可以通过生物化学的方式改变后代的基因表达。"

利普顿和耶胡达的研究对理解"母爱饥渴症"有着巨大的意义。即使你的母亲非常希望能够抚育、呵护和教导你，但她未治愈的焦虑或破灭的希望可能已经在你的心灵上留下了印记。你承载的悲伤或愤怒可能源于你的母亲或祖母。"当你的外祖母怀着你母亲五个月的时候，你母亲的卵巢里就已经有了卵子的前体细胞。这意味着在你的母亲出生之前，你的母亲、你的外祖母及你最早的雏形都住在同一个身体里。"⊖

表观遗传学指的是对基因表达的修饰，而不是对实际遗传密码的改变。文化、饮食和生活方式可以改变基因表达。基因改变从母亲传给女儿，再传给孙女，并适应各自的母体环境。因为你的生母是你的第一个环境，如果她有压力、自我矛盾、不知所措，或者携带着她自己未愈合的创伤，你可能在生活经验教会你这种感觉之前就遗传了焦虑和恐惧的感觉。

夜间抚育

妈妈和宝宝都渴望彼此依偎，因为亲密关系确保了婴儿

⊖ Mark Wolynn，*It Didn't Start with You: How Inherited Family Trauma Shapes Who We Are and How to End the Cycle*（New York：Penguin. 2017），25.

存活的最佳机会。这是哺乳动物的大脑和身体在活动。没有足够时间和首要看护人在一起的婴儿是脆弱的。埃里卡·柯米萨曾简洁地总结道："我们否认了母亲和孩子在身体和情感方面扮演的非常具体和特殊的角色，这并不符合孩子的最佳利益和需求，尤其是在我们追求现代化的过程中，这种现象更令人担忧。"

关于婴儿和幼儿的需求，特别是睡眠的需求，母亲们不断受到误导性建议的轰炸。对婴儿或蹒跚学步的孩子来说，入睡是母婴分离的时刻，我们必须这样理解。自从人类狩猎和采集以来，婴儿的世界从未改变，但不知何故，我们的现代世界却希望婴儿在婴儿床上单独睡很长时间。直到最近，支持在睡眠中保持母婴亲密关系的科学理论才得到认可。我们正在学习或重新学习婴儿睡眠的相关知识，以及婴儿频繁醒来的原因。这是为了感受母亲身体的亲近，以便获取平静的感觉，避免身体在感觉到危险时释放不必要的激素。母乳喂养的婴儿受益于夜间的频繁喂养，所以，宝宝离妈妈越近，妈妈和宝宝就越舒适。

对婴儿来说，与母亲的身体分离意味着危险。太多的父母没有意识到母婴分离对需要抚养的新生儿的伤害有多大。柯米萨详细解释了母亲和孩子睡在一起（在同一个房间或床上，在彼此感官能识别的范围内）长达六个月或一年的好处。柯米萨认为，婴儿在夜间获得的安全感甚至比白天更重要，尤其是当母亲一整天都不在家的时候。

威廉·西尔斯（William Sears）医生在他的《夜间抚育》（Nighttime Parenting）一书中解释了婴儿的睡眠方式与成人不同的原因。小家伙一生下来就有了极强的求生欲，所以，他们很容易在夜间醒来，和母亲一起调节自己的生态。西尔斯解释说，独自醒来的婴儿在寻找母亲时会感到震惊。肾上腺素和心率增加会导致婴儿哭泣和难以入睡。西尔斯还说，和别人一起睡的婴儿很少在晚上哭闹，也很少在夜间焦虑。他们成年后的睡眠障碍会少于那些婴儿时期独自睡觉的成年人。

婴儿和儿童会通过在夜间与父母亲近去建立健全的生理机能，除非他们的看护人滥用酒精和尼古丁。例如，因为新生儿不能调节自己的体温，所以与父母同床睡觉的新生儿的体温更稳定。此外，父母呼出的二氧化碳会刺激婴儿呼吸。与独自睡觉的婴儿相比，睡在母亲身边的婴儿呼吸停顿的次数更少。圣母诺特丹大学的婴儿睡眠研究员、《婴儿安全睡眠：关于同床睡眠问题的专家解答》（Safe Infant Sleep: Expert Answers to Your Cosleeping Questions）一书的作者詹姆斯·麦肯纳博士（James McKenna）和西尔斯博士都指出，在同床睡眠成为常态的国家，婴儿猝死综合征的发病率很低。

麦肯纳博士指出，灵长类动物的进化有 4500 万~6000 万年的历史，而目前"欧美的婴儿护理实践及我们的婴儿适应这些实践的能力……表明我们过于强调婴儿的适应能力（实际上是母亲的适应能力），这对短期生存和长期健康造成了有害的影响"。麦肯纳博士解释说，那些声称同床睡眠不安全的权威人士的建议是基于少数不负责任的父母。这就好比说，因为少数人无法管理信用卡，就不允许任何人拥有信用卡。在麦肯纳博士看来，那些反对同床睡眠的建议忽视了尽职尽责、细心谨慎的父母。麦肯纳博士的指导方针是，共享房间可以是一种安全、简单的共睡形式，因为首要看护人和婴儿待在彼此的感官范围内。麦肯纳博士说："这种形式的共同睡眠对所有家庭来说都是安全的，在我看来，尤其是对非母乳喂养的婴儿来说，这将是首选的和默认的睡眠模式。"

显然，婴儿和看护人周围的物质环境和社会条件决定了同睡有多大的风险或益处，以及婴儿和看护人要尝试什么样的同睡模式（重点在于尝试，因为了解每个人如何获得良好的夜间睡眠是一个需要创新和实验的过程）。许多专家认为，共享睡眠空间有利于增进亲密关系，这可以解释西尔斯博士的结论：接受夜间抚育的父母会让孩子拥有更多的自尊心和更少的焦虑感，而且更容易得到关爱，变得更加独立。

分娩与创伤

分娩对女人来说是一种深刻的体验，打开了一扇通往她自身更深处的心灵之门。如果产妇和她生母的早期经历是积极的，当她诞下新生命的时候，欢乐的感觉可能会淹没她的身体和大脑。她在心理上和生理上都已经准备好开启这段亲密关系了。

相反的情况可能发生在经历了不充分或有害的早期护理的女性身上。当女性分娩时，杏仁核（大脑中负责调节恐惧和压力的区域）自然活跃起来。它"上线"了，并且一直"在线"，让妈妈时刻关注宝宝的需求。对于患有"母爱饥渴症"的女性来说，她们本来就已经过度警惕，并且未经治疗，这种杏仁核反应的增加会在亲密关系的最初几个月引发一连串的恐慌，严重损害新手妈妈的心理健康。由于脆弱和生涩，这些女性在和她们的新生儿在一起的最初几天往往会产生较高的孤独感、绝望感和厌倦感。负面情绪和过度警觉干扰了母婴之间的亲密关系，揭示了新手妈妈的早期生活和悲情往事。

分娩本身也会给母亲和婴儿带来创伤。医院护理可能会因为需要母婴分离的医疗应急措施而偏离轨道。当这种情况发生时，很可能会出现喂养困难，这给本已脆弱的母婴关系增加了压力。关于分娩创伤的详细探讨超出了本书范围，但我要指出的是，当生产和分娩受到创伤时，产后痛苦会加剧。

此外，当新手妈妈与自己的母亲疏远，或者母亲不支持她或已经去世时，产后抑郁可能会升级。在这些情况下，新手妈妈失去了最重要的心灵慰藉。在我看来，未经确认且未经治疗的"母爱饥渴症"可能是导致产后抑郁和焦虑的主要原因。

母婴分离

在生产后的三个月里，母亲们经历着哺乳、分娩后的恢复，并且体会着作为母亲的许多变化所带来的强烈情感。在这段时间里，治疗焦虑和痛苦的最佳方法是让新手妈妈与她的宝宝进行身体接触。亲密的肌肤接触可以促进激素的分泌，安抚和调节妈妈和宝宝，并缓解他们的焦虑和压力。与婴儿分开的母亲错过了关键的皮肤接触，而这种亲密接触可以增加母乳供应量，促进身心放松。

在这段时间里，对于婴儿和母亲来说，额外的照顾和支持是必不可少的，这样母婴就可以尽可能多地待在一起。此外，其他孩子的需求、经济压力、工作安排、医疗应急和伴侣不配合等都可能导致妈妈和宝宝之间过度分离，干扰早期的亲密关系和持续的依恋需求，并对双方造成终身的生理和心理影响。

　　是什么造成了过度分离？埃里卡·柯米萨对母婴分离话题有一些很有趣的见解：

　　小孩子最痛苦的时候，就是母亲来来去去、进进出出的时候。他们需要来自母亲的安全感和始终如一的关注和关爱，尤其是在过渡期，比如：醒来，刚起床；去睡觉，然后从小睡中醒来；进出托儿所或幼儿园；从玩耍时间切换到洗澡时间，从洗澡时间转换到晚餐时间，从晚餐时间转变到就寝时间。

　　当时的主流文化认为，外出工作比抚育孩子更有价值，这使女性在如何最好地兼顾两者的问题上备受折磨。母亲们经常会感到困惑，不知道什么是优先顺序，不知道如何管理与孩子分开的时间，甚至不知道如何让孩子感到骄傲。这是完全可以理解的，但重要的是要母亲和孩子都避免早年经历这种思维过程。小家伙们只想要妈妈在身边，他们并不在乎妈妈的人生履历。

　　可以肯定地说，经常造成婴儿痛苦的母婴分离是一个大问题。如果婴儿已经习惯了母亲的心跳，就不会适应单独睡在婴儿床上的环境。宝宝不知道妈妈要出差，也不知道妈妈答应给爸爸一个约会之夜。当婴儿与母亲分离太久时，除非有一个熟悉的、有教养的看护者来代替生母，否则宝宝的大脑就会产生威胁信号。而婴儿的大脑会从感觉中吸取信息。没有母亲的婴儿可能会感到失去母亲的威胁，并通过释放肾上腺素来启动自己的神经系统。哭泣、颤抖或尖叫是因为婴儿体内肾上腺素过多而痛苦的症状。这是一个处于"或战或逃反应"状态的婴儿，而该状态下产生的激素不适合婴儿。但是，婴儿长时间得不到熟悉的手臂呵护，就会分泌出此类神经化学物质。

一些专家警告父母，婴儿哭闹是想操纵父母，这是对医学的一种歪曲。像这样的无知可以解释为什么很多成年人都患有不安全型依恋。世界知名创伤专家巴塞尔·范德考克（Bessel van der Kolk）在其著作《身体从未忘记：心理创伤疗愈中的大脑、心智和身体》（*The Body Keeps the Score: Brain, Mind, and Body in the Healing of Trauma*）中说："我们人类最自然的安抚痛苦的方式就是被抚摸、被拥抱和被摇晃。这……让我们感觉完好无损、安全、被保护着、被看管着。"鼓励父母对婴儿和孩子不管不顾，让他们自我安慰，违背了人类的天性。我们天生就爱人际交流。自我安慰是一种高级技能，在建立稳固的关系后才会自然而然地出现。如果母亲和看护人都懂得抚育的力量，并重视幼儿期这个重要阶段，那么她们的情感和身体的存在就会帮助孩子建立安全型依恋人格，并填补"母爱饥渴症"可能增长的空间。

重获抚育

只要你准备好了，你就可以随时开始治疗"触摸剥夺"[⊖]。想象一下，当你还是个孩子的时候，你希望你的母亲怎么抚摸你。她会抚摸你的头发吗？或者挠挠你的背？也许你会希望她安静地坐在你的脚边或身边。你可以练习温暖的自我触摸，去慰藉和重获失去的母性抚育。

我觉得"指压疗法"[⊖]一开始很有用，尤其是当你不确定要不要进行自我触摸的时候。如果你自己的徒手触摸让你感到过于刺激，试着用轻巧的头皮按摩器或干燥的刷子轻柔地摩擦，定期进行"自我滋养"会让你感觉更舒服。

当你晚上躺在床上或有足够的时间和空间时，你可以尝试一下指压疗法。

开始的时候，你可以坐下或躺下，双手互相摩擦，直到你感觉到来自内心能量的温暖。然后等待一种刺痛感。当你感觉刺痛时，将双手放在头顶，轻轻地悬停在头顶上方或触摸你的头骨。保持一会儿这样的动作，直到刺痛感像雨点一样落在

⊖ 又名"触摸饥饿"或"皮肤饥饿"，是人们在很少或没有得到别人的触摸时经历的一种真实情况。——译者注
⊖ 这是一种很受欢迎的徒手疗法，采用和针灸相同的穴位，但不用针刺，而是以拇指和手掌对特定穴位进行按摩。——译者注

你的头上。请享受这种感觉，并注意你头顶的温暖。

当你手上的温度下降时，再次双手互相摩擦，并将手掌悬停在闭着的眼睛上。接着，双手轻轻地互相碰触，然后将一只手放在两只眼睛上。请感受一下这温暖。眼睛上的温暖和头顶上的温暖，孰强孰弱？当热量散去时，将你的手移动到颈部和喉部。注意你的脖子对你的手温的反应。你有没有感觉到什么情绪在涌动呢？

如果你不知道手到底该放在哪里，你会感到十分困窘。不要担心……这只是个练习，不需要很完美。如果你是一个视觉学习者，克利夫兰诊所提供了一个有用的图表来说明指压疗法的体位和穴位。

你可以继续沿着你的脊柱向下，将你的手放在你的腹部，然后是你的骨盆，请关注你自己，注意来自每个脉轮的情绪。也许你想哭泣，也许你会感到平静，也许你还没做完全套动作就已经睡意浓浓了。看看你有没有对这种练习感到恼火或厌烦，并记录下来。如果条件允许，请常常进行小规模的自我触摸。只要花时间练习，你就可以改变身体对触摸的反应，减少对不健康的替代品的渴望。

第四章
替身安慰
——母爱备胎，替身妈妈看过来

如果母爱缺席或受到损害，会怎样呢？缺失的母性关怀需要替身来弥补，替身就是可以代替生母来照顾婴儿的看护人。当一个灵敏而可靠的替身看护人到位时，比如伴侣、全职保姆或祖父母，婴儿和幼儿就可以从这种关系的安全感中获益，即使生母不在也无妨。但是，如果一个成年人无法满足婴儿和幼儿对抚育与呵护的需求，那么适应力强的小家伙就必须自己应对这种痛苦的变化。即使没有安全感，他们也会寻找其他方法去获得安全感。他们会自我安慰！他们找到了母爱缺失的替身。冥想老师、作家和心理学家塔拉·布莱克（Tara Brach）曾说："当我们有未满足的需求时，我们就会焦虑不安地寻找另一种方式去获得满足。"大多数时候，性格和行为上的适应性弥补了受损的母爱，这种现象发生得如此之早，以至于没有人注意到。过着忙碌的生活且有心无力的父母们，可能会错过宝宝们正在趋于不信任人际关系的迹象。

"好宝宝"是什么样子?

不哭不闹的宝宝通常被称为"好宝宝"。"好宝宝"会一觉睡到天亮,不会打扰照顾他们的人。听到父母们这样说话时,我感到很难过。睡眠模式与"是好宝宝还是坏宝宝"没有关系。婴儿的啼哭不是性格不好的表现。哭叫可以拉近婴儿与看护人的距离,因为哭叫是婴儿的交流方式。交流是建立亲密关系的中心,而亲密关系是适者生存的核心。

虽然有些婴儿出生时性情平和或安静,但认为"好宝宝就必须安静"的想法是不明智且不友善的。期望婴儿在不需要母亲的情况下睡上一整晚,是对婴儿发育和父母反应能力的不幸误解。虽然许多新生儿在最初的 4~6 个星期睡眠充足,但是大多数新生儿在适应子宫外的生活时会大惊小怪,哭得更厉害,需要更多的扶持才能入睡。婴儿的睡眠方式与成人不同。为了食物或安慰而经常醒来,是很自然的事情。婴儿累了就会睡着,这不需要任何训练。睡眠是自然现象,就像饥饿一样。

当婴儿感到饥饿或孤独的时候,他就会哭。他哭的时候,心跳加快,肾上腺素分泌增多。肾上腺素有助于人类的或战或逃反应的出现。对成年人来说,这就像开车去餐厅、在冰箱里找吃的或打电话与朋友聊天。对婴儿来说,唯一的方式就是哭叫。人类天生就会利用强大的神经化学物质来促使自己采取行动。

反应灵敏的母亲会缓缓地抱起自己的宝宝，以免一下子托举得太高，导致宝宝努力抗争。婴儿开始哭得更响，这是生理反应，不能说他是个任性的小家伙。

如果母亲的反应不够灵敏，婴儿会因为某种需求而哭泣，但最终他也许会停止哭泣。持续哭闹对一个脆弱的小身体来说太难受了。停止哭闹是适应"母爱打折"的办法之一。所以说，安静的婴儿可能是顺从的婴儿。而经常得不到回应的婴儿最终会停止哭闹。例如，将婴儿与母亲分开的睡眠训练和"让她哭个够"的做法可能会让婴儿放弃哭闹。睡眠训练当然可以教会婴儿保持安静，但这与依恋或抚育毫无关系。抚育是人类对健康发育的最原始的需求，它需要有回应的、敏感的关爱，使人际关系自然和谐，让成长最优化。母性抚育和睡眠训练是不相容的。把婴儿隔离起来哄她睡觉，就是和母性抚育相对立。

睡眠训练专家认为，婴儿可以自我安慰，但也证明了神经生物学准确性的严重缺失。对于那些想为孩子做正确事情的初为人父母者，这是非常有害的信息。婴儿无法自我安慰！自我安慰是一种复杂的高级功能，在生命后期才能发展起来。事实上，大多数成年人都不会自我安慰。为什么喜欢和伴侣一起睡的成年人希望孩子一个人独自睡觉呢？

任何看起来像是自我安慰的行为，比如吮吸拇指，都纯粹是"自身调节"，这是一个应对孤立的科学术语。在紧要关头，我们要做的就是自我安慰，或者说自身调节。它并不是一段感情的替代品。睡眠训练师也不会告诉父母们，如何在适当的时候以一种友好、尊重的方式阻止孩子的自我安慰行为。专家们并没有提醒父母们，他们与其拿走孩子自我安慰的物品或试图阻止自我调节的行为，还不如努力提升抚育质量。

我知道很多来自成年女性的痛苦案例，她们还记得上学时吮吸拇指是多么的羞愧。我了解到，如果可能的话，女性通常会保留自己的第一块婴儿安全毯或第一个毛绒玩具。通常，父母会隐藏或丢弃这些早期依恋的替代品，试图让孩子更独立，但他们完全搞不清状况，留下不信任孩子的深刻印象真是一件令人心碎的事情。无数次，我听到女性分享父母给她们的回应："我不知道你的泰迪熊（安全毯或玩具娃娃）去哪里了……"但她们觉得那是个谎言。几十年后，当她们分享失去宝贝的记忆时，那些酝酿中的伤痛和愤怒仍然非常鲜活。

期待宝宝懂得自我安慰，可能更多的是因为父母需要休息或父母的文化期待，而不是呵护宝宝的健康。这是可以理解的。婴儿护理是有挑战性的、令人沮丧的、艰难的，所以，虽然走捷径是可行的，但也可能适得其反。训练婴儿单独入睡对发育中的神经系统造成了难以置信的压力，而这种神经系统需要人与人之间的联系才能获取舒适感。太多的自我安慰会让孩子在成长过程中对其他自身调节的替代品（糖、酒精、幻想、性）产生需求，因为他知道，他必须自己满足自己的需求，不要指望照顾者的安抚。

当母婴分离发生得太频繁且持续得太久时，婴儿的身体会意识到事情真的很糟糕，从而产生缓冲痛苦和恐惧的"冻结反应"⊖。"冻结反应"是一种由哭泣或尖叫等抗议活动引起的脑干反应。当底层脑干被激活时，婴儿就会变得安静和困倦，呼吸也慢了下来。他的身体可能会下垂，他可能会表现得很顺从。"冻结反应"可能让婴儿看起来是个"好宝宝"，但实际上是婴儿正在学习放弃。他意识到自己的需求得不到满足，人际关系不可信。这个痛苦的教训不会随着他的成长和成熟而好转。

患上"母爱饥渴症"

当我们还是无助的婴儿时，饥饿的痛苦驱使我们走向母

⊖ 这是大脑的边缘系统使用的第一种防御策略和最有效的救命方法。移动会引起注意，一旦感到威胁时立刻保持静止状态，比如屏住呼吸。
——译者注

亲。妈妈就是宝宝的救星。我们完全依赖妈妈的照顾，用我们的整个身体跟妈妈"说话"。比如，我们局促不安，扭来扭去，呜咽哭泣。这亲近妈妈的方式符合天性。当她用乳汁和温暖回应我们时，一切就都好了。母乳和母亲给我们带来了快乐，我们知道，饱鼓鼓的肚子、母亲的抚摸、母亲的声音、母亲的气味都是一样的。这就是人情纽带与快乐联系在一起的方式，所以我们想要更多的快乐。饥渴感和亲密关系在生物学上是密不可分的。

毫无疑问，患有"母爱饥渴症"的女性在食物和人际关系中都很挣扎。我从未见过哪个问题没有并发症，但我只在乎哪个问题更伤人。从早期的养育经历来看，食物和爱情在内隐记忆中相辅相成。上次你有明显饥饿感是在什么时候？那是什么感觉？在你有东西吃之前，你能忍受饥饿的痛苦多久？饥饿很难受，痛苦从天而降。从内心深处，一个你看不见的地方，饥饿引发的痛苦引起了你的关注。肾上腺素促使你采取行动，于是你去寻觅食物。

如果在你婴儿期或蹒跚学步的时候，你的妈妈常常忽视你因饥饿而发出的哭声，或者她不喜欢喂你，或者其他喂你的人不知道如何喂你，那么，亲子关系的乐趣就会打折扣。对你来说，温暖的满足感和愉悦感可能与身体的饱腹感有关，但与人际接触无关。食物能缓解痛苦，但人际关系却不能。这就是我们爱上食物的原因。

母性抚育不到位

乔西一出生就被安置在她大姐姐的卧室里。这个姐姐才10岁，就得做小保姆的工作了。她要摇匀婴儿配方奶，加热奶瓶，整晚喂乔西。虽然姐姐对该工作可能会享受一两个晚上，但10岁的孩子依然需要充足的睡眠，10岁的姐姐不能代替母亲。

"你知道为什么这是你姐姐的工作吗？"我问乔西。

她不确定。"我是六个孩子中最小的，所以，也许爸爸妈妈不想要我。"

情况就是如此！当母性抚育不足时，孩子会产生隐约的想法：我不受欢迎。这种信念成为她内心无意识的"爱的地图"的一部分，将引导她生活和建立自我形象。

美国知名畅销书作家吉宁·罗斯（Geneen Roth）在其著作《当食物是爱》（*When Food Is Love*）中说道："多年来，我们中的许多人一直用食物来代替爱，于是……即使我们被爱击倒，也意识不到。"罗斯将食物和"母爱饥渴症"中缺失的爱联系在了一起。这种联系如此强烈，不是因为食物本身就是爱，而是因为这是我们对爱的第一次体验。当母亲的抚育能力打折扣时，首先提供真正舒适感的就是食物。食物拯救了一颗饥饿的心。也许这就解释了为什么对许多人来说，吃东西远不止是饥饿的简单反应。当我们孤独、紧张或害怕的时候，我们会吃东西；当我们感到无聊、疲倦或羞愧时，我们会吃东西。饮食习惯是心灵的窗户！如果你想更深入地了解自己，那就注意一下你吃东西的方式和时间。

有"母爱饥渴症"的女性对饮食感到矛盾。因为缺乏母爱，她们需要替代品来慰藉自己。但是，有些人避免进食，限制卡路里摄入，使自己感到强壮或安全。饥饿是补偿无助感的基本方式之一。还有些人更倾向于过度放纵自己，听从内心的声音，认为比萨会让一切都好起来。暴饮暴食和忍饥挨饿都是掩盖内心痛苦和麻痹缺乏母爱的空虚感的有效方法。

食物是母性关怀的替代品

饥饿是人类的一种体验。饥饿带给人类的痛苦也是如此。缺乏母性抚育的女孩长大后会同时渴望爱情和食物，并且经常将两者混为一谈。事实上，孤独感会引发大脑的渴望，类似于身体上的饥饿。我认为不良的饮食习惯是无言的绝望信号。饮食模式讲述了早期依恋的历程，所以我很在意。

　　史黛西·斯普劳特（Staci Sprout）是一名临床医生，也是《在公共场所袒胸赤膊》（*Naked in Public*）一书的作者，她完美地描述了自己寻找母性抚育缺失的替代品的真谛："食物成了我的安慰、我的快乐、我的爱和抚摸的替代品。食物触摸了我的内心，触碰了我能控制的东西。"斯普劳特的话反映了食物是代替母性关怀成为首要纽带的方式。同样，《纽约时报》专栏作者罗克珊·盖伊（Roxane Gay）在其富有感染力的回忆录《饥饿》（*Hunger*）中探讨了食物和爱之间的关系。她分享了自己探访家人如何激发对食物的强烈欲望的故事："我在家的时候不仅仅是饿。我饿死了。我是只野兽。我迫不及待地想吃东西了。"对于我的工作对象中的众多女性患者来说，回家会激起渴望、愤怒和饥饿。仿佛再次靠近妈妈，会让身体想起拒绝和渴望。盖伊说："我开始渴望食物，任何食物都可以。我无法控制冲动去狂饮作乐，去满足日益增长的痛苦，去填补心中的孤独与寂寞，那是即便有爱我的人陪伴也赶不走的空虚感。"

逃避行为

　　纳丁还是个小女孩的时候经常受到惊吓。她在一个有双亲和一个哥哥的家庭中长大。她的父亲总是生气。她的哥哥爱欺负人，而她的母亲又心不在焉。纳丁记得吃饭的时候特别痛苦。她记得她的父亲对她的母亲和食物吹毛求疵。在餐桌上，他喜欢沉默，如果有人说话，他的愤怒就会变得咄咄逼人。纳丁的哥哥经常挑起争吵，她的母亲经常泪流满面地离开餐桌。纳丁只是希望大家都安静点，这样她的父亲就不会对她的哥哥发火或把她的母亲骂哭了。为了应对痛苦，她专注于自己的餐盘，目不转睛地看着食物。

当我让她回忆食物的味道时，她说："我喜欢，如果我吃欢脱了，我几乎可以忘记在场的其他人。"纳丁是个足智多谋的小女孩，她找到了缓解恐惧的方法。集中精力吃东西可以让她的神经系统平静下来。但随着时间的推移，这种做法在某种程度上变得自然而然。实际上，纳丁学会了将自己置于食物催眠的迷幻地带，那里除了她盘子里的食物，什么都没有。

纳丁调节恐惧的策略一直伴随着她长大成人。纳丁现在已经身为人母，却仍然喜欢一个人吃饭。她准备好自己的食物，然后带回自己的房间。她的孩子们在各自的房间里吃饭，有电脑和电话陪伴，她的丈夫也一样。

当人际关系无法调节情绪时，食物是一种非常有效的调节方式。我以自己的经验去帮助女性重新审视食物的亲密作用，食物作为早期母性关怀的替代品，需要极大的尊重，也需要我们花时间去烹饪。如果我们知道暴饮暴食和忍饥挨饿实际上与或战或逃反应（一种逃避痛苦的方法）有关，这就说得通了。有些女孩无法离开家庭餐桌，或者偷偷吃糖被逮住，她们在很小的时候就发现，食物是逃避无法忍受的情感伤害的虚拟模式之一。节食计划通常不会奏效，因为计划会让人觉得缺乏活力，还会触发内心的伤感。

我们知道，食物和抚育是相互关联的。朋友生病时，我们提供食物；为了庆祝节日或获得成就，我们一起吃饭。但是，早期抚育的缺失扭曲了食物和亲情之间的联系，导致了亚历山德拉·卡特哈吉斯（Alexandra Katehakis）博士所说的"无接触式舒适策略"。无接触式安慰或自我安慰，是婴儿在"母爱剥夺"过多的情况下学到的技能。这就是睡眠训练如此危险的原因，并且还可能成为"母爱饥渴症"滋长的土壤。当孩子长大后，暴饮暴食取代了吮吸拇指或咀嚼手指。

食物催眠

非适应性饮食方式变成了一种非关系型习惯，填补了母性抚育的不足。或严格节食，或暴饮暴食，这与你心中的渴望有关：渴望被珍惜，渴望获得安全感。这两种饮食习惯都是或战或逃反应的表现形式。没有安全感和归属感，恐惧就会一直存在，所以在你无能为力的时候，暴饮暴食或忍饥挨饿就是麻痹恐惧的方法。当食物取代了母性关怀，自我成长就会停止。在想吃的冲动或饥渴的欲望之下，隐藏着一个等待被爱和保护的小家伙。

女性作为经验丰富的成年人，会在轻微的催眠状态下进食或节食，完全没有意识到她们童年时的恐惧助长了食物的纽带作用。非适应性饮食方式可能会继续存在，就好像是人类的附属物。下面是一个名叫黛比的患者的感受，她说："午夜时分，一个不一样的我出现了。她爬进厨房，把能找到的东西都塞进了肚子里，然后回到床上。到了早上，我感到恶心，肚子撑得老大。有时我想不起来为什么……直到我走进厨房，发现一片狼藉。"对黛比来说，深夜吃东西的时候，她好像进入了催眠状态。目前，她与结婚32年的配偶分居，这是她有生以来第一次独自生活。夜间，未愈合的童年恐惧让她从噩梦中惊醒，她满头大汗，浑身发抖。我们一直在一起探索这种症状的源头。

黛比在贫穷的母亲身边长大，她的母亲可能非常冷漠和挑剔。黛比竭尽所能取悦她，但似乎永远都不够。前一刻，她还是她妈妈最好的朋友，下一刻，她就不知怎么的让她生气了。她从来不知道为什么会这样。她记得母亲似乎持续了好几天的沉默所带来的惩罚和折磨。当黛比还是个小女孩的时候，不管她做错了什么，都会在自己的房间里独自待上几个小时，躲在被子里，等待着被原谅。后来，她开始吃东西。她在衣橱里的雨衣后面藏了一些饼干、巧克力和软糖，没人会去看。那是她自己的药房。

现在，54岁的黛比感受到了和小时候一样的绝望。她正在失去婚姻，几乎没有朋友，还一直担心她的孩子和孙辈。但她向我解释说，她痛苦的最大来源是她与食物的关系，以及她有多讨厌自己的身体。"除非我减肥，否则我永远不会快乐。这是唯一真正重要的事情。我整天都在想，每天都在想。"黛比的内心斗争在我看来是有道理的，用食物来战斗要比正视"母爱饥渴症"更容易。

像许多成年女性一样，黛比设计自己的生活是为了取悦她的母亲。她去了她母亲选择的学校；她嫁给了她母亲希望她嫁的男人，并留在了她母亲的家乡。当黛比有了自己的孩子时，她训练他们守规矩，这样她的母亲就会感到骄傲。尽管如此，她的母亲还是不开心。黛比是一个孝顺的女儿，她从不生妈妈的气，可是，她会吃东西。

黛比在她母亲去世一年后开始接受我的治疗，这种事情很常见。如果她的母亲还活着，她就没有勇气去接受治疗。目前，黛比正在试图面对自己的悲伤和愤怒。虽然母亲已不在人世，但她依然觉得自己是个坏女孩。她在向我讲述她的童年往事时，整个身体的反应就好像她背叛了她的母亲。她的脸涨红了；她扭了扭身子，看向别处。这是许多女性在回忆母爱被剥夺并开始说出真相时的正常反应。当黛比说出她有多讨厌食物和她的身材时，我想起了吉宁·罗斯的话："我们把自己的身体当成敌人……就好像剥夺、惩罚和羞辱会带来改变一样。"黛比需要的改变不仅仅是食物。随着"母爱饥渴症"的痊愈，以及核心创伤得到解决，黛比自然而然地减掉了让她身体不舒服的体重。当她直面悲伤且获得支持，并弥补了失去的母性关怀时，她的身体就成了她的好情绪的主场。

本章的最后是一份调查问卷，它让抚育、食物和爱之间的联系更加具体。如果你花几分钟写下你的答案，你会觉得本书后面的内容更有趣。如果你感觉太困难，请满怀信心地等待机会，将来和一个可靠的朋友或你的治疗师一起做这个练习。

触摸和抚育

婴儿需要母爱，就像植物需要水一样：没有水，植物就会枯萎。如果妈妈不抚育孩子，足智多谋的婴儿就会去寻找其他方法来满足这种原始的需求。小女孩是寻求舒适感的"小导弹"，如果幸运的话，她们会安全地与兄弟姐妹、其他父母、祖父母、毛绒玩具和宠物（温暖且柔软的东西）依偎在一起。

当卡洛琳还是个小女孩的时候，她的妈妈不让她抱着毛绒玩具睡觉。"我讨厌夜晚，天太黑了，我很害怕。她不让我使用小夜灯或毛绒玩具，因为她说那样会让我太黏人。"卡洛琳的母亲和许多被误导的父母一样，害怕自己的女儿过于依赖他人。但是，强迫孩子独立是徒劳的。这根本行不通。独立性来自于母亲与孩子之间安全可靠的关系。但这在卡洛琳身上是缺失的。她还记得独自在床上的寂寞感受和自己对舒适的渴望。她吮吸自己的拇指，她抚摸自己的枕头，她幻想着获救的场景。

在《不缺席的妈妈：3岁前给孩子全然的陪伴》一书中，埃里卡·柯米萨写到了过渡物的重要性："尊重孩子对安全毯、毛绒玩具和奶嘴的需求，这些东西代表了妈妈，以及妈妈不在的时候留给宝宝的安全感……如果你的孩子自然地接受一个过渡物，你就可以离开一小段时间了。"

触摸剥夺

母性抚育的缺失导致了触摸剥夺。触摸剥夺有它自己的含义。缺乏母性抚育的女孩在长大之前，在获得酒精来安慰自己缺乏触摸的身体之前，她们会自己触摸自己。她们在饥饿、狂饮作乐或催吐之前会互相抚摸。她们在割伤、烧伤或撞伤之前会用兄弟姐妹、宠物或任何温暖柔软的东西来满足自己的迫切需求。

没有母爱的小女孩特别容易受到那些可能欺负她们的人的伤害。她们无法辨认出不怀好意的抚摸，因为这总比没有触摸好。这样，早期性虐待可能会持续几十年而不被发现。满心羞愧的女人们告诉我，她们不介意坐在某个叔叔的腿上。即使知道有什么不对劲，她们还是会和自己的兄弟姐妹发生身体摩擦，或者和床垫、椅子、桌子发生摩擦。

卡洛琳很小的时候，她的妈妈就送她去夏令营。"我讨厌虫子、湖水，还有黏糊糊的难吃的食物。这就像一场噩梦。"卡洛琳还记得她在夏天渴望葡萄汽水和士力架，还想被人抚摸。

几乎没有人谈论女孩和自慰，但这是小孩子们发现的可以取代母亲触摸的第一批强大的替补之一。自我刺激是当你渴望舒适时调节恐惧的一种方法，如吮吸大拇指。

不想要的触摸

并不是所有的母性抚摸都让人感觉良好。如果妈妈的触摸是不正常的或"侵犯性的"(咄咄逼人),那就是悲剧了。为了应付这种情况,女儿们不再渴望与人亲近。但是,不回应不是她们的主观决定,而是对侵犯行为的身体反应。

母亲给女儿洗澡、喂食、穿衣、脱衣。这些亲密的时刻让小女孩认识到自己的身体和价值。当母亲的触摸不带一丝尊重时,就会给女儿留下持久的负面影响。

在我的治疗对象中,有一些有着相似背景的女性,但她们不认为这是虐待,尤其是母亲的抚摸并不伤人的时候,因为这是"正常的"或熟悉的事情。

当女儿遭到母亲不恰当的触碰时,羞耻感会让她们保持沉默。成年后,这些女性几乎没有想要亲近母亲的欲望。在责任的驱使下,她们可能会保持热心、忠诚和亲密,但是,当她们的母亲去世时,她们才会感到解脱。解脱和治愈不是一回事。如果不进行干预,这些女性可能会无意识地重复与不健康的伴侣进行母性触摸和自我伤害。治疗师夏洛特·戴维斯·卡斯尔(Charlotte Davis Kasl)曾说:"父亲在女性的性上瘾症发展过程中所扮演的角色无论怎么强调都不为过。小女孩们会从她们的父亲那里得到暗示。她们希望爸爸眼中的光芒能指向她们,那是一种特殊的能量。大多数女人心中都深深地渴望有一个温暖而充满爱心的父亲,他不会让父女关系性别化。"

虽然我同意卡斯尔的观点，即小女孩想要对父亲感到特别，但她认为女孩从父亲那里得到暗示的主张是对母女关系的视而不见。如果女儿受到母亲的抚育、呵护和教导，就不会那么容易受到父亲不健康行为的影响。女儿可能不需要父亲那么多的时间和鼓励。父亲的爱是一种额外的奖励，而母亲的爱是需要稳步获取的。有时候，我们直到晚年才会发现母亲的忽视或虐待。这就好像我们一无所知是因为我们没有努力去探究。也许我们将遇到的困难归咎于父亲要比归咎于母亲容易得多，因为我们的文化背景允许我们先认定男人有虐待倾向，后考虑女性的因素。从心理学上来说，失去母亲的认可也许比失去父亲的认可更具威胁性。当然，这是某些复杂因素的综合产物。

无法容忍的亲密

痛苦的、羞耻的或不存在的母性触摸可能会导致成人亲密关系中的"触摸厌恶"。关于女人们谈论的似乎不知道从哪里冒出来的对浪漫伴侣的自动反应——比如过敏反应，我称其为"无法容忍的亲密"。当有人靠这类女性太近时，她们无法容忍这种亲密，这会让她们觉得有点恶心。情感上的接近会让她们感到恶心或恼火。史黛西·斯普劳特在《在公共场所袒胸赤膊》一书中对"无法容忍的亲密"做了非常出色的描述:"我通常不喜欢触摸别人……每当我尝试触摸的时候,就感到一种奇怪的刺痛感和一种急迫的冲动感,我想抽开我的手。"对斯普劳特来说,触碰别人产生了一种"酸辣"的感觉,掩盖了"无尽的哈欠和折磨人的欲望"。

如果你对"无法容忍的亲密"产生共鸣,那可能是因为你渴望某种类型的爱,但却对阻止你拥有它的原因感到困惑。也许你能在幻想中找到慰藉。当你想象一个完美的情人时,你体内的化学变化就足够了。如果你开始谈恋爱,你可能会被回避型伴侣或朋友所吸引,因为他们不会威胁到你潜意识中的亲密阈值。对你来说,回避型伴侣和朋友比那些让你窒息的人更好。

"母爱饥渴症"的问卷调查

当你还是个小孩子的时候,有人鼓励你在不饿的时候吃东西吗?你是不是被迫吃那些让你恶心的食物?

_____

_____

_____

_____

当你还是个小孩子的时候，有人在你饥饿的时候剥夺你吃东西的权利吗？有人拒绝给你最喜欢的食物吗？

_____

_____

_____

你们家一日三餐的时间安排如何？谁做的饭？你们一起吃还是你一个人吃？

_____

_____

_____

在孩童时代或青少年时期，你曾经偷吃过东西吗？暴食暴饮过吗？严格节食过吗？

_____

_____

_____

你怎么知道自己饿了？饥饿的感觉是什么样的？

_____

_____

_____

_____

你最喜欢的食物是什么？为什么？

_____

_____

_____

用三个词来形容你对食物的感觉。

_____

_____

_____

用三个词来描述你对性亲密的感觉。

_____

_____

_____

现在，看看你列出的关于食物和性亲密的形容词。它们是一样的吗？它们不一样吗？为什么？

_____

_____

_____

第五章
有毒的成长环境

——守望禁地，来自性文化的侵袭

"母爱饥渴症"不是凭空产生的。它是在一种文化中产生和传播的，这种文化模糊了人类对彼此的需求，并将男性置于女性之上。"母爱饥渴症"只是一幅宏伟画面里的偏隅一角，这种场面让女性感到恐惧，并危及她们保护自己和女儿的能力。在讨论母性呵护的基本要素之前，我们需要先了解一下使母亲难以保证女儿安全的文化背景。

　　母性呵护是一种积极的人类属性，它确保了一个物种（人类）的生存。从象征意义和字面意义上来说，母爱代表着呵护，是孩子生活幸福和生活艰辛之间的屏障。如果一个孩子知道妈妈一直在他身边，他就能忍受许多威胁。"熊妈妈"这个词揭示了女性生理机能中普遍存在的保护本能，当女性成为母亲时，这种本能就会被激活。为了确保下一代的生存，母亲们经历了更多的神经化学活动，这些活动提升了母亲们寻求注意力和亲近感的能力。母性呵护也是天性使然，其目的是在婴儿和儿童过于脆弱而无法进行自我保护时保证其安全。

不幸的是，文化的影响会掩盖人类的天性。什么样的世界会让母亲难以保护自己的孩子？这个问题的答案涉及对"父权制"的讨论。这个词来自希腊语，意思是"父亲占据统治地位"。

30年来，我一直在撰写有关父权制、厌女症和性别建构的文章。因此，当我无意中听到安贾莉·达雅尔（Anjali Dayal）在电台节目《生命》（*On Being*）上的采访时，我对她新鲜而清晰的解释感到兴奋。当时担任乔治敦大学女性、和平、安全研究所研究员的达雅尔为了阐明观点，还分享了作家大卫·福斯特·华莱士（David Foster Wallace）的毕业演讲《这就是水》（*This Is Water*）。在华莱士的故事中，两条游着的小鱼遇到了一条大鱼，大鱼大声叫唤说："早上好，娃娃们。这里的水怎么样？"两条小鱼继续游了一会儿，然后其中一条看着另一条说："水到底是什么东西？"这句话的意思很清楚：我们通常对塑造我们的环境完全没有意识。达雅尔巧妙地将水与父权制联系了起来：

父权制在针对女性的日常暴力中很明显。这反映在我们为了自我保护而建造的城垛上：小小的专用空间；当你在周围走动时，为了不被伤害而本能地做的事情；你采用的微妙的自我保护方式，为的是不让自己和办公室里的男人、汽车里的男人及大楼里的陌生男人单独在一起……在大街上、酒吧里、派对上听到男人的粗野下流的言论，你总是不予理睬，因为如果你发飙，谁知道他会干出什么事儿来……当地铁进站时，快速扫描一下车厢，确保有足够的人，这样当有人威胁你时，你就不会孤单，但也不要有太多的人，以免遭遇猥亵，让你的双手无处安放——你目睹了一千个如此小而又如此常见的罪过，你从不向任何人提起它们……因为人生就是这样。

在父权制环境中成长对心理生物学及社会和精神的影响意味着我们在没有意识到的情况下吞下了鄙视女性的思想。即使这些思想是有害的，作为女性的我们也会成为拥有这刻板印象的主体。文化看待我们的方式就是我们看待自己的方式。文化对我们的感觉就是我们对自己的感觉。父权意识形态的内在化不是一个认知过程。我们不会有意识地某天醒来就决定贬低自己。在成长和发育的过程中，我们只是在女性化的观念中畅游，这些观念告诉我们如何去做、如何去看，以及该爱谁。有时我们从母亲身上学到这些。

"母爱饥荒"的文化渊源

我们越来越了解"母爱伤口"，这是一种母系负担，表现在女性身上，并代代相传。这种现象为我们理解"母爱饥渴症"的起源提供了框架。母亲把自己的受害经历传给了女儿。自我厌恶和蔑视败坏了母女关系，因为它们都体现出了对女人的憎恨之情。"母亲的受害经历不仅是对自己的侮辱，更是对女儿的伤害。因为她的女儿看着她，想从她身上寻找作为一个女人意味着什么的线索。母亲的自我憎恨和低期望值是束缚女儿心灵的裹脚布。"

奥斯卡·塞拉拉赫（Oscar Serrallach）博士通过解释一种文化力量来描述"母爱伤口"的传播，这种文化力量要求女性"将前几代女性学到的功能失调的应对机制进行内在化"。塞拉拉赫给"母爱伤口"下的定义是"女人在没有立足之地的社会中试图探索和理解自己的力量和潜力时所遭受的痛苦和悲伤"。

"母爱饥渴症"在某种程度上是母亲创伤的遗毒。这种认为女性不如男性的观念从祖母传给母亲，再传给女儿。当我们将关于自己身体、价值和力量的内在信念传递给下一代时，就会破坏我们彼此之间建立的亲情纽带。那个教会我们"女人气质"的无意识的表观遗传过程没有经过我们的同意就发生了。

我们很多人都在为自己的羞愧和狭隘的信仰而挣扎，这是母亲给我们的教训。我们看着我们的母亲"挨饿"，我们目睹了她们的无聊和焦虑，我们看到她们背叛了朋友和她们自己。结果，我们中的许多人不知道自己如何或为何要苦苦挣扎。对我们来说，这是"正常"的现象啊。

"我也曾遭遇过"

似乎每十年都会有一次新的尝试，用以扭转有毒的"男人气质"，重新平衡男女之间的权力。有毒的男人气质建立在男人优越性的错误信念之上。虽然某些男性可能从中受益，但事实上，有毒的男人气质也对男性有害，因为男人的感受、行为或必须达到的目标限制了他们的感受和示弱。而示弱正是一个男人与他的伴侣、他的孩子及他自己沟通时所需要的品质。

1975 年，劳拉·穆尔维（Laura Mulvey）在她撰写的文章中向我们介绍了"男性凝视"，这也是人们对女性进行物化的方式。我们通过媒体了解到，女人的存在是为了男人的视觉愉悦；但由于我们看的事物都是一样的，女性学会了这样看待自己和彼此：把自己看成物体。美国西北大学心理学教授蕾妮·恩格尔恩（Renee Engeln）确定了"男性凝视"的持久性，并解释了为什么女性的身体"被视为只是为了让别人开心而存在的东西"。"男性凝视"告诉我们，要想引人注目，女性必须穿戴漂亮、身材苗条、显得年轻，以及学会卖弄自我。矛盾的是，引人注目会让女性变得脆弱。20世纪70年代，美国女权主义者在描述"性暴力"正常化、性骚扰和性侵犯的受害者受到指责的社会时，创造了"强奸文化"一词。"强奸文化"强调"女人不要被强奸"而不是"男人不要强奸女人"。艾米丽·布赫瓦尔德（Emilie Buchwald）、帕梅拉·弗莱彻（Pamela Fletcher）和玛莎·罗斯（Martha Roth）将"强奸文化"描述为：

> 这是一个复杂的信仰体系，鼓励男性侵犯并支持暴力侵害妇女的行为。在这个信仰体系里，暴力被视为性感，性感被视为暴力。在"强奸文化"中，女性感受到了连续不断的暴力威胁，从性言论到性接触，再到强奸本身，都强加给了女性。

24小时滚动播出的新闻及海量的连续报道说，针对妇女的暴力似乎是不可避免的。著名的"我也曾遭遇过"（MeToo）运动⊖ 提醒我们，尽管多年来我们一直在努力工作，等待事情发生变化，但女性仍然可能被钉在床上、被困在派对的角落里，或者在众目睽睽之下遭遇猥亵。女性凭直觉认为，即使新闻没有专门针对女性搞事情，但也可能会提及她们的故事。有

⊖ MeToo运动是美国开创的一项群众运动，旨在鼓励曾被性骚扰或性侵犯的人大胆站出来说出自己过去的遭遇，比如在脸书、推特、微信、QQ上互动，让有关当局或当事人不得不做出反应。——译者注

一种恐惧文化渗透了女性的心灵，使她们保护自己和孩子的能力变得复杂，也危及了母性呵护的基本要素。

色情作品的危害

人们轻易就能接触到色情作品，这给那些想要保护自己孩子的父母增加了难度。色情作品在"强奸文化"中非常盛行。现在，人们可以在手持设备上看到色情作品。因此，儿童观看色情作品的机会比以往任何时候都多。英国最近的一项调查发现，12 岁以下的儿童中有 12% 经常看色情作品。当孩子无意中发现色情作品时，可能会惊心动魄。此时，恐惧和性兴奋混合在一起，大脑就不知所措了。

虽然人们努力保护儿童免受色情作品的负面影响，并且儿童在成长过程中有母亲的努力呵护，但孩子还是从色情作品中学到了性知识。把色情作品当作性教育的态度是不可取的，原因有很多，其中包括但不限于对性别、性欲、力量和情感亲密度的深刻误解。文化重塑公司（Culture Reframed）的总裁兼首席执行官盖尔·丹斯（Gail Dines）认为，色情作品的广泛渗透是一种公共健康危机。她将现代的"强奸文化"描述为"色情文化"，并解释了色情作品如何创造出具备更少同情心和更多性侵犯意图的男孩子。

警惕个性的出现

女性需要获得生理上的适应，以承受持续的威胁。有些女性需要定期注射肾上腺素和皮质醇来应对危险。随着我们的成长，我们的个性发展成为一种警惕模式，它可以解释为什么有些人喜欢生气、大声喧哗、具有攻击性，而有些人则鬼鬼祟祟、高度警惕、沉默寡言。朱迪思·莱维特（Judith Leavitt）曾解释过女性为何如此习惯于性恐惧，以至于在没有意识的情况下，女性的身体会一直保持警惕。莱维特把这种适应性称为性警报系统（SAS）。该系统让我们保持高度警惕，为"潜在的虐待"做好准备，因为她们知道这是可能发生的，"我们保持警惕，密切关注。另外，我们会在晚上的任何时间出去散步，或者在世界上任何地方自由地旅行，或者不用担心街上的男人会跟着我们"。

性警报系统大声提醒我们（女性）要小心。我们是性猎物！接着，我们被激发，并且进入高度警戒状态，最后撤退和封闭。压力很大，也很累人。而且这影响到我们生活的方方面面。大多数男性没有经历过这种警报，因为他们实际上不是性猎物。

警惕的个性在我们很小的时候就有了。那时候我们就知道自己并不安全，因为我们的身体可能是性剥夺和性侵犯的对象。因此，性警报系统是父权文化的产物。

永恒的守候

我们的本能驱使我们去安抚对我们有影响的人，这样会减少我们全面参与社交关系的机会。因此，我们中的许多人从未拥有过健康的浪漫关系，因为关系互惠是一种外来的体验。为了自我保护，我们会满足别人对食物、性甚至金钱的需求。用力量（感知的或真实的）去安抚某人的需求是我们生理上固有的反应，也是我们对长期具有的恐惧感的适应力。

父权制下的女性已经适应了危险状态。根据谢利·泰勒（Shelly Taylor）博士的说法，女性对危险的反应与男性不同。泰勒广为人知的"照料和结盟"理论揭示了女性在面对威胁时会表现出更多的社会行为。在她 2000 年发表研究成果之前，我们假设对恐惧的唯一生理反应就是或战或逃反应。我们的假设是基于男性的生理机能。泰勒的研究对象集中于女性而不是男性，她还着手探索了女性应对危险的其他方式。她认为，对于那些有婴儿或儿童需要养活的女性来说，"战"和"逃"都不是什么好事。因此，当某人或某物有危险时，女性比男性更容易受伤或陷入混乱。由于这个原因，她发现女性在受到惊吓时会"照料"（为孩子做饭、梳洗或抚摸他们）和"结盟"
（聚在一起交谈、与其他女性联系）。

在另一项关于性别差异的研究中，一组男性和女性被告知，他们将遭受电击。在实验过程中，女性选择和其他参与者一起等待电击，而男性则分散开来独自等待。

当我们想到女性团结在一起会有更好的生存机会时，"照料和结盟"理论就说得通了。母亲如此，女儿亦是如此。是什么导致了男性和女性在面对恐惧时的反应上的差异呢？究竟是生物学还是社会学，还没有定论，但对于理解"母爱饥渴症"来说，两者的区别并不重要。事实上，我认为我们在面对恐惧时产生的不同反应可能与我们的依恋类型有关，就像与性别有关一样。无论如何，泰勒的理论可以帮助我们理解性警报系统的力量，以及当受到威胁时，女性为什么会安抚、照料或结盟，而不是逃跑。

有目的地安抚

当我们中的一些人在抚慰或呵护孩子之前无意识地安抚愤怒的伴侣时，对人类面对恐惧时产生的反应的更深入的理解会让我们对自己产生更多的同情。在某种深层次上，自动生存资源开始发挥作用，我们的大脑迅速确定，安抚愤怒的成年人是对每个人来说最安全的选择。

玛丽莎·科贝尔（Marissa Korbel）是受害者权利法律中心的专职律师，也是《兰普斯》（*The Rumpus*）月刊的撰稿人。她在一篇名为《有时你会为强奸犯做早餐：探索女性备受争议且常常令人困惑的"照顾人的本能"》（*"Sometimes You Make Your Rapist Breakfast：Inside the Controversial—and Often Confusing—'Tending Instinct' of Women"*）的文章中写道：

> 你只能把一个男人从你身边推开那么多次。你只能用很多种方式说"现在不行，不要了，谢谢，我不想"。我也曾不情愿地做爱，因为这是当时最不糟糕的选择。性别是一个已知的变量。就当这是减少伤害的策略吧。对着一个男人又打又叫、又踢又吼吗？结局是未知的！他会还手吗？他会放我走吗？我会吵输吗？我会打输吗？如果我输了，他还会跟我做爱吗？他只会更暴力吗？

科贝尔抓住了安抚行为的精髓。安抚行为可能比或战或逃反应的风险更小。所以，我们可以理解，向不想要的性侵犯屈服是为了生存，这是一种策略，"前意识"层次的减少伤害之计。

小时候，我们中的许多人学会了安抚我们的母亲，以此作为一种减少伤害的策略。为了不招惹母亲，我们就得安抚她，这意味着我们要保持房子整洁、赞美她的外表、陪伴她，或者在她生气的时候避开她。取悦和安抚类似于创伤反应，这是一种自动的、无意识的反应，可能会成为根深蒂固的人格特征。

第六章

母性呵护

——给母爱一个温馨的港湾

受到惊吓的女性会成为没有安全感的母亲，有时候她们无法呵护自己的孩子，这不是爱的问题。母亲可能极度爱自己的孩子，但仍然无法保护他们。我在日常生活中经常看到这样的模式：有些母亲过于保护女儿，而女儿则错过了适合孩子成长的经历；有些母亲过于纵容女儿，以至于在她们还没准备好就面临成年人的挑战。母爱适度是个十分玄妙的问题。而且，当一个女人成为母亲后，未愈合的创伤会使情况变得更加复杂。母亲没有意识到自己的心理创伤，可能会忽视她和她的孩子都有危险的线索；或者，危险似乎无处不在，让母女俩都坐立不安。不管怎样，当女儿们不能指望母亲们呵护其安全时，她们就会挣扎。

　　也许母女之间安全保障的早期经验无法衡量，也不会引人注目，但很强大。科学家们发现，从怀孕开始，母亲的焦虑、压力和恐惧会传递给子宫内的婴儿，特别是在妊娠期的最后三个月。此外，母亲在自身成长过程中未修复的情感创伤，也对她的母性本能产生了负面影响。母亲的压力和焦虑通过触摸、说话的口吻、呼吸模式及随后的行为和做出的选择传递给女儿，让母女俩都处于危险之中。

为了说明母性呵护的概念及其可能出现的问题，我们可以看看极端的例子，关注在我们自己的成长过程中发生的更常见的故事。因此，我将把重点放在根据真实故事改编的电视剧《肮脏的约翰》上。也许大家已经发现，观看该剧有助于全面了解其中的"母爱饥渴症"。

《肮脏的约翰》的剧情

在《肮脏的约翰》中，我们看到了一个精彩但惊悚的故事，讲述了当母亲不能保护自己或女儿时会发生什么。这部剧说明了厌女症的代际传递是如何让女性变得脆弱和没有安全感的。根据剑桥词典的解释，厌女症不仅仅指对女性公开的仇恨，还包括"认为男人比女人强大的信念"。

在这个真实的故事中，我们目睹了将男性置于女性之上的破坏性双重标准带来的影响，以及女性如何参与并延续这一不幸。

剧中的代际传递开始于阿兰，她是一位牧师的妻子。在一个令人辛酸又痛苦的场景中，阿兰引用经文以鼓励她已经长大成人的女儿辛迪维持一段不幸福的婚姻。和大多数成年女儿一样，辛迪希望得到母亲的支持。她正在考虑离婚，但作为一个基督教徒，这是令人畏惧的。没有文化背景支持的人生转变是艰难的，而母爱让一切变得容易。辛迪听着阿兰引用经文以建议她继续和比利保持婚姻关系。辛迪忽略了自己的直觉，为的是取悦自己的母亲，做一个"很棒的"基督教徒。但不久之后，比利精心策划了一场毛骨悚然的蓄意谋杀，辛迪沦为了牺牲品。结果，比利因"过失杀人罪"被判入狱，并且仅仅服刑 3 年后就被释放了。因为阿兰的证词是："我知道他爱我的女儿。"虽然同情和宽恕是令人钦佩的，但阿兰对女婿扭曲的宽容却让人感到很不爽。随着故事的展开，我们可以看到，阿兰的教导是一种超越母性呵护本能的系统性厌女症的表现。

阿兰和辛迪分别是《肮脏的约翰》中女主角的母亲和姐姐。康妮·布里顿（Connie Britton）娴熟地饰演了剧中女主角黛布拉·纽维尔（Debra Newell）。黛布拉是一位 59 岁的女性，事业有成，但长期对爱情失望。黛布拉和她姐姐辛迪一样，总是让危险的男人靠近。故事开始时，我们看到黛布拉被埃里克·巴纳（Eric Bana）扮演的约翰·米汉（John Meehan）轻易地诱惑。黛布拉结过四次婚，又离过四次婚，但她的婚姻履历似乎并没有让她放慢脚步，她开始在网上约会，并且找到了约翰。约翰很快就进入了她的生活。观众们可以通过黛布拉成年女儿们关心的目光，看到约翰的"猎食"战略。几周内，黛布拉不顾女儿们的反对，秘密地嫁给了约翰，他们的关系显示出爱情成瘾的典型症状。

爱情成瘾就像其他上瘾一样，遵循一定的衡量标准，展示了一个习惯在某一时刻变成了一种强迫行为：

- 不计后果地保持不良行为。黛布拉无法停止与约翰见面，尽管她发现了他的谎言，还失去了自己与女儿们的亲密关系。

- 试图停止不良行为，但没成功。黛布拉发现约翰的阴暗动机后，试图不再见他，但她做不到。随着她的痴迷与日俱增，她越来越无法照顾自己，而且对女儿们撒谎，使她们处于极大的危险之中。

- 渴望停止不良行为，却又抵制这种意图。黛布拉在第一次得知约翰的欺骗行为及欺骗其他女人的历史后，就和他分手了。但是她无法接受分手的残局，并重新与他复合了。

- 秘密地保持不良行为。黛布拉从一开始就隐瞒了她和约翰的关系。她谎报了恋情进展得有多快、她给了他多少私人生活的权限，以及她的财务状况有多危险。她还隐瞒了要和约翰结婚的事。她对家人隐瞒这些细节，好和约翰在一起。

- 远离朋友和家人，保护自己的恋情。黛布拉没有女性朋友，她把约翰放在首位，所以她远离了自己的家庭亲情。

虽然黛布拉之前离过婚，但在约翰很快成为她日常生活中的一分子时，她和她的妈妈阿兰似乎都很谨慎。母亲和女儿都没有能力或意愿放慢脚步，好在将约翰纳入家庭成员之前了解过他。黛布拉和阿兰都被他的魅力所诱惑。但是，黛布拉的女儿们不会落入圈套。

黛布拉的大女儿罗妮显然被母亲的前四次婚姻所困扰。她怒不可遏。她在自己的壁橱里放了一个很大的金属保险箱以保护自己的贵重物品，她还躲避母亲黛布拉和约翰的新恋情。罗妮开启了警惕状态，并且毫无歉意。她扮演了她母亲所抛弃的"家长角色"。

黛布拉的小女儿泰拉对这段关系感到不安，但她表现出的恐惧与姐姐罗妮截然不同。泰拉试图安抚黛布拉。她恳求黛布拉不要让约翰在即将到来的圣诞节聚会上与年幼的表亲们一起玩耍。她含泪解释说，让表弟表妹们迷恋一个不会为爱停留的男人，是不公平的做法。泰拉不能像姐姐罗妮那样直接要求母亲停止和约翰见面，而是试图打动母亲的心。

泰拉的温柔和通情达理让我们看到了她的心痛，她知道不断失去亲人的痛苦。我想知道她和每个前任继父的关系是怎样的，只是为了让旧的男人离开，还是等待新的男人进入母亲的视线。她希望她的母亲可以懂得去保护自己的孩子免受更多不必要的损失，但她的恳求是徒劳的。

黛布拉根本没有正视她作为母亲的"保护者角色"。心理医生的专业干预忽略了泰拉的绝望，也没能让黛布拉负起责任，最终黛布拉的爱情成瘾症占了上风。她无视泰拉的要求，并且允许约翰在为泰拉的小表亲们送圣诞节礼物时夸夸其谈。看着这一幕，我们知道这不是她第一次无视女儿的需求。

有时候，女性为了弥补厌女症，会表现得很强势，这使她们冒犯了更脆弱的人。在《肮脏的约翰》剧情中，黛布拉对泰拉的简单要求置之不理，这个例子说明了悲剧是如何发生的。黛布拉无视女儿关于母性呵护的请求。她没有倾听和考虑女儿的需要，而是把自己的欲望放在女儿的幸福之上。她恬不知耻地允许约翰向女儿的小表亲们赠送玩具和倾注感情。而当泰拉对她的母亲黛布拉的糟糕选择产生情绪反应时，黛布拉又生气又受伤。她觉得女儿的行为让她受到了伤害，甚至为女儿的"无礼"向约翰道歉。

在这个节日里，真正的受害者是泰拉，她独自一人在房间里哭泣，试图搞清楚事情的真相。更糟糕的是，阿兰试图说服泰拉回去参加节日聚会，而不是听她的顾虑，或者让约翰离开。母亲和祖母都把约翰看得比泰拉更重要，传达出了她们认为约翰的需求比泰拉的需求更重要的明确信息。最重要的是，泰拉想要取悦她的母亲，所以她擦了擦眼泪、擤了擤鼻子，回到了聚会上。为了得到母亲的爱，她牺牲了自己的直觉和需求。最终，在一个不可思议的转折点，她差点儿牺牲了自己的生命。约翰想杀了她。看到这个故事的发生，我感到非常恐怖，看着泰拉为自己的生命而战，不禁想起了辛迪死在丈夫手里的情景。黛布拉未能保护泰拉，这貌似一种极端的忽视，却突出了女性无法在一系列性别歧视中保护彼此的天性。"母爱饥渴症"就是这样产生的。

"母爱饥渴症"会引起性格改变

母亲不能呵护自己的孩子，不仅意味着他们失去了母亲的保护，还会导致他们的性格也发生变化，而且喜欢争宠夺爱。缺乏母性呵护的孩子在成长过程中会捍卫自己，力求关注。因此，在孩子们最需要盟友的时候，他们往往会以敌人的身份出现，或者至少以一段充满竞争和怨恨的艰难关系收场。

在《肮脏的约翰》中，我们可以看到，在没有母性呵护的情况下，女儿们是如何改造自己并竭尽全力照顾自己的。罗妮和泰拉各有各的凶猛之处，她们付出了巨大的努力来保持自己与母亲的关系。罗妮雇用了一名调查员把她从约翰手里救出来，而泰拉不知疲倦地向黛布拉寻求安慰和理解。当她们各自争取母爱时，她们之间的关系变得脆弱起来。

在"母爱饥渴症"的众多案例中，我一次又一次地看到了兄弟姐妹之间的这种紧张关系。许多姐妹成了敌人，因为她们各自从母亲像孩子一样的行为中存活下来。为了生存而努力的兄弟姐妹们是不会闹着玩的。他们很少放松，有的成为父母，有的还很年轻。他们还扮演着和事佬或喜剧演员的角色。有时，孩子们只是在混乱中隐藏自己，安静地回归自我。

虽然《肮脏的约翰》巧妙地展示了黛布拉没有能力保护自己和女儿的情况，但评论家却没有抓住重点，错过了一次教育机会。当孩子目中无人或对抗时，他们就被视为"坏孩子"，这是一种根深蒂固的观念。希瑟·施韦德尔（Heather Schwedel）在《Slate》杂志上发表的文化评论中就曾指出，泰拉和罗妮"充满了傲慢"和懒惰。施韦德尔极大地淡化了泰拉和罗妮所经历的情感挣扎。她使用了贬损的语言来评判泰拉和罗妮，延续了谴责受害者的文化习惯。她认为这对姐妹是"叛逆少女"，但她完全忽视了这两个女孩表现出这种行为的原因：她们害怕。有个新男人和她们的母亲在一起，这对她们来说是一种威胁。她们知道，但并不真正知道，她们正处于危险之中，因为她们的母亲不能也不会保护她们。

母亲脆弱，女儿就脆弱

理想情况下，母性呵护可以为女儿灌输一种内在的安全感。但实情不总是这样的。《肮脏的约翰》的故事可能看起来很极端，但并不是独一无二的。一代又一代的女性在照顾男性伴侣的同时牺牲了她们与孩子的幸福。

我们看到，黛布拉和她的女儿们之间就是这样。她把女儿们当作装饰品，希望她们能参加家庭聚会，却对她们的日常需求感到恼火。虽然她不能理解女儿们的感受，也不能尊重女儿们的感受，但如果女儿们不尊重她的感受，她就会觉得自己是受害者。在一次采访中，真正的黛布拉说："我认为约翰是为了我的钱而追求我的，所以我觉得，我的孩子们不应该害怕。"黛布拉的话显示出了她对女儿们的想法和感受的故意漠视。她对自己给女儿们带来的危险视而不见。虽然基督教呼吁人们"以父母为荣",但有时候,"以父母为荣"是不可能的——而且也是不明智的。

神经感知

不懂呵护女儿的母亲可分为两类:过于脆弱型母亲和威胁型母亲。在本章中,我们将讨论第一种类型——脆弱型母亲。我们将在第八章("三度母爱饥渴症")中进一步探讨威胁型母亲的影响。当一个母亲在自己成长过程中遭遇无法修复的依恋伤害时,她安抚自己或女儿的能力就会受到损害。情感脆弱的母亲可能会有着令女儿害怕的面部表情或非常难听的音调。容易苦恼的脆弱型母亲很难容忍女儿的强烈情绪,特别是负面的情绪。脆弱型母亲害怕自己没有解决办法,她可能会把女儿推开,以避免无助感。

"神经感知"是北卡罗来纳大学查珀尔希尔分校精神病学系研究教授斯蒂芬·波格斯(Stephen Porges)的"多层迷走神经系统"中的术语,是指大脑对他人情绪和行为进行区分,以及对周围环境的线索进行识别和理解的能力。神经感知帮助我们判断一个人是安全的还是危险的。一个焦虑且常常害怕的母亲可能会对女儿的神经感知的发展产生不利影响,而母亲和女儿的神经感知互相联系,女儿与母亲的神经感知互相匹配或共同调节。这样，母女俩就可以分担焦虑了。

妈妈通过自己与宝宝之间成千上万的微小手势来告诉宝宝，这个世界是否安全。妈妈对恐惧的适应会抑制女儿的玩耍、学习和交友能力。小女孩会感到焦虑，失去了内在的智慧和直觉。在最极端的情况下，女儿可能完全丧失察觉危险的能力。她会错过暗示某人不佳或某事不好的信号。母体神经感知受损时，有时母女俩都会陷入危险，就像在《肮脏的约翰》中，泰拉最终为了自己的生命与约翰战斗，辛迪却嫁给了一个杀死她的男人。受损的神经感知会帮助我们理解这样的悲剧是如何发生的。

求呵护

每一个孩童时代缺乏母性呵护的成年女性的身体里都住着一个受惊的小女孩。通常，她的焦虑被层层的警惕心理牢牢地压制住了。我把这种警惕行为称为"求呵护"，它有很多不同的表现方式。有些女孩很暴躁，她们行动迅速、声音响亮、需求频繁。她们的习惯性炫耀会警示别人不要插手。另一方面，有些女孩表现得逆来顺受、卑躬屈膝、摇摆不定，她们可能会依靠别人来为她们做决定。

如果你遇到一个女人，她在强烈的警惕心理之下埋藏着上述这种类型的"母爱饥渴症"，你可能不会意识到她很害怕。从外表上看，她似乎很坚强。但在精心雕饰的外表下，她的冰冷个性等待着人们的关注。比如，一个受惊的小女孩渴望母性呵护。再比如，一个愤怒的少女坚持要自己把事情搞清楚。这些小女孩缺乏母性呵护且不自知，她们可能会被有权、有势、有财力的"大人物"所吸引，或者不知疲倦地拼命建立自己的财务堡垒。她们正在寻求小时候不曾拥有的母性呵护。

虽然患有这种"母爱饥渴症"的女性可以照顾好自己，但她已经厌倦了这样做。她渴望有人来控制她且减轻她的责任，有人提供机会让她去做她从未做过的那个小女孩。

在没有母亲呵护的环境中长大的女性已经习惯了高度的恐惧和焦虑。如果你也曾遭遇这样的故事，那么，你长期以来一直生活在高压力和自我管理之中，你的忍耐力可能会越来越差。因为，你在很小的时候就适应了母性呵护的缺失状态，但有时，你可能仍然觉得自己像一个受惊的女孩子。

爱与呵护不能画等号

通常，我们将那些哭闹不停的婴儿称为"难以招架的宝宝"，于是，这些痛苦万分的婴儿就被贴上了错误的标签，比如"可怕的两岁"。人们认为，爱哭的小孩子控制欲强或喜欢对抗，因为他们只用自己知道的唯一方式跟大人交流。如果母亲把原始的情绪归咎于小孩子，就会错失与孩子协调和沟通的机会。

婴儿和幼儿都依赖母亲，他们不能自己制造安全感。就像一棵脆弱的树在刚种下时需要额外的支持一样，婴儿和幼儿也需要首要看护人的支持。如果花园里有一株植物长势不好，我们不会责怪植物，相反，我们会测试土壤、监测阳光、调节水源，我们还会努力改善环境，让植物茁壮成长。但是，对于孩子，我们有时却做不到呵护，而希望他们能够适应环境，可他们显然不擅长于此。作为善于情感调谐的母亲，与其转身离开或感觉冤枉，还不如扪心自问"我的孩子需要什么"，然后努力安抚自己的小家伙。保护欲强的母亲会给孩子涂抹防晒霜、清洗蔬菜，并且打电话给医生。这些都是简单的任务。

当我们害怕时，我们的意识会改变，声音也会改变。我们不再微笑，脸上的微小动作变得僵硬。恐惧会影响母亲关注婴儿求援信号的能力，或者使母亲在孩子感到害怕的时候不能及时出现。《你的共鸣自我》(*Your Resonant Self*) 的作者莎拉·佩顿（Sarah Peyton）解释了这一现象，她说："因为恐惧会让人失去存在感，变得警觉起来。恐惧也会让人失去关注他人正在发生的细微变化的能力。"如果那个"别人"是个婴儿，会怎样呢？

我认识的大多数女性在独自在家时都会把门锁上，在走向汽车时就已经把钥匙准备好了，天黑后也不去车库停车。受惊的母亲不用语言就能传达危险近在咫尺的信号。加利福尼亚大学旧金山分校的研究人员发现，婴儿可以"捕捉"母亲焦虑和痛苦的心理残余。正如我们在第一章的"镜像与同理心"部分所讨论的，我们知道婴儿在四个月大的时候就已经学会了母亲的面部表情。婴儿可以调节自己的神经系统，做到与自己的母亲同步。这样的话，母亲的痛苦就会变成婴儿的痛苦。

没有安全的避风港

代际传递不良处境的负面影响削弱了女性保护自己与呵护孩子的能力。用盖伯·马特博士的话来说："我们不是在讨论单个父母的失败。我们谈论的是一个广泛的社会现象。我们生活在一个完全破坏了育儿环境……的社会。"马特所指的社会现象，就是我们都生活在父权制文化的水深火热之中，而父权制使人类的脆弱性和对彼此的需要降低。这种社会现象也破坏了母性呵护。

当母亲为安全而挣扎时，她们的孩子也在挣扎。受惊的母亲养育的女儿在没有任何保护的环境中寻找母性呵护。"这种不成熟的应激反应得不到沉稳的成年人的滋养与呵护……这样的逆境会导致心理创伤。"处于危险境地的母亲无法保护她们的孩子免受"恶性应激"的伤害。"恶性应激"会激活不成熟的免疫系统，改变基因构成，让孩子们与身心健康的恶战贯穿他们的一生。

多亏了文森特·费利蒂医生（Vincent Felitti）具有里程碑意义的"童年不良经历"（ACEs）研究，我们现在才认识到童年不幸的严重性和后果。该研究于1998年由美国疾病控制预防中心和凯撒永久医疗机构发表。

最初对"童年不良经历"的研究列出了10类童年应激现象或创伤事件，但现在名单已经扩大到更多类别。童年不良经历的形式包括种族歧视、父母监禁、父母离异、父母有成瘾症、住在寄养家庭、目睹母亲受到威胁。超过17000人参与了问卷调查，结果显示，童年时期持续承受的压力会导致大脑和身体的生化变化，大幅增加未来患精神疾病和健康问题的风险，包括吸毒。

有趣的是，费利蒂医生意外地发现了"童年不良经历"（尤其是性虐待）和成人心理健康问题之间的联系，这一点并不广为人知。一位参与了费利蒂医生的广受赞誉的减肥项目的女患者在一次采访中透露了自己童年时所受的创伤，这让博士激动不已。在治疗减肥患者时，费利蒂从来没有问过儿童遭遇虐待的问题。当被问及为什么他从来没有把这两者联系起来时，他回答说，他是一名医生，而不是治疗师。这是一个多么有力的例子啊！它说明医疗培训如何及为何应该包括创伤意识教育。

有关"童年不良经历"的研究表明，每种衡量逆境的标准都有一个共同点：缺乏保护。没有呵护型看护人的孩子比有呵护型看护人的孩子更遭罪。美国儿科学会（American Academy of Pediatrics）前主席罗伯特·布洛克（Robert Block）博士说了一句经常被人引用的话："不良的童年经历是当今我们国家面临的悬而未决的最大公共卫生威胁。"我们对"童年不良经历"及其后果的认识日益提高，表明儿童有多么需要一个稳定看护人的呵护。研究表明，如果一个值得信任的成年人安抚逆境中的孩子，那么痛苦对孩子的影响就不会那么严重，也不会成为孩子的一段不良经历。有一位儿科医生非常重视这个问题，她就是加利福尼亚州首任卫生局局长娜丁·伯克·哈里斯（Nadine Burke Harris）博士，也是《深井效应》（*The Deepest Well*）一书的作者。她正在把儿童疾病和"恶性应激"之间的关系联系在一起，并对可能会给脆弱的儿童造成进一步创伤的医疗程序进行改革。她在广受关注的 TED 演讲中说道："我们今天需要的最重要的东西就是直面这个问题的勇气，因为这是一个真实存在的问题。"童年的创伤不是你长大后就能克服的。

三岁之前的母性呵护

对安全型依恋孩子的最准确的预测是看他在三岁之前能不能得到呵护型看护人的敏感又细腻的照料。

在准备分娩的时候，女性需要支持，还需要自我完善的放松意识，以避免不必要的痛苦。在生命的最初几个月里，发育过程受到安全性缺失或不足的深刻影响。大约在妊娠六周时，胎盘将妈妈与宝宝连接起来。当妈妈感到恐惧时，血液中释放的皮质醇会未经过滤便传递给胎儿。因此，焦虑的症状可能首先发生在子宫内。如果你读这句话的时候有一种"啊哈"的顿悟感觉，也许长期以来一直困扰着你的焦虑症便有了新的意义。

婴儿的身体和大脑还没有适应相对现代的育儿安排，因为现代的育儿安排把婴儿和母亲分开很久，如一整个工作日、一个假期、10个小时的睡眠时间，甚至是一场临床急诊的时间。这样的分离对于我们那些最接地气的祖先来说是闻所未闻的。如果你出生和成长的年代，正是专家鼓励"想哭就哭出来"的年代，那么可以肯定地说，你很早就适应了恐惧感。

在第三章中，我们讨论了母婴分离对依恋的成功有多大的风险。这一点在本章还要重复一遍。分离对婴儿来说很可怕，对母亲来说也很痛苦，原因是为了生存。一个必须离开孩子的母亲会感觉到母婴分离可能会对她的孩子产生负面影响，所以，她可能很难全神贯注地工作或享受短暂的分离时光。

"安全型依恋的孩子对分离的感觉不那么痛苦，但即使孩子的情感里有母亲在场，实际分离也会让孩子痛苦。"埃里卡·柯米萨博士写道。我喜欢她强调的母亲离开时孩子们感受到的痛苦，即使是安全型依恋的孩子也会难过。

柯米萨将我们所有人在生命中都拥有的第一段关系放在了首位。研究表明，在托儿所的三岁以下儿童的唾液中的皮质醇水平高于在家接受亲近看护人照料的儿童。这些研究表明，多达 63% 的托儿所的儿童的皮质醇水平升高，这类似于 4 种哺乳动物（牛、羊、老鼠和猴子）的发育迟缓和大脑不成熟现象。高水平的皮质醇与大脑变化有关，而大脑变化会使应激反应趋于强烈。虽然小孩子们可以在托儿所和学前班的社会化中受益，但他们在两岁之前还不具备与同龄人互动的心理和情感条件。当早期依恋需求得到满足时，与同龄人结伴玩耍会变得更顺利。依恋必须先于社会化，而不是社会化先于依恋。

作为一名母亲和临床医生，我对柯米萨关于多动症和其他行为问题的发现并不感到惊讶："我看到社会越来越贬低母亲的价值，而把工作理想化。与此同时，我也看到很多问题儿童越来越早地被诊断出患有多动症和社交障碍，以及具有爱挑衅等其他行为。很多人认为这两种现象毫不相关，但我相信它们之间有联系。"

小家伙们依靠与母亲的关系来缓解新经历带来的焦虑和压力。这种关系的稳定性是依恋和安全感的基础。安全型依恋会随着信任与可预见的温暖关怀之间的联系而逐渐增长。如果你在成长过程中没有安全感，那么，小孩子身上明显存在的"分离焦虑症"可能会继续与你相伴。当你独自一人或有人离开时，你可能会感到深深的不安。

许多人认为，鼓励母亲和婴儿在出生后的1000多天里保持密切联系，在某种程度上是反女权主义的主张。但这与事实相差甚远。女权主义是为女性提供更多的选择，而更多的选择意味着更多的责任。

我们所做的选择都有回报和后果。当我们拥有全面的信息时，我们会做出更好的决定。如果婴儿护理专家和当局提供全面信息并支持母性本能，那么，许多妇女在育儿方面会做出不同的选择。也许，如果政策允许更长的产假以促进安全型依

恋关系的建立，那么，婴儿出生后的最初岁月的重要性将获得
普遍的尊重。

在婴儿出生的头三年里，鼓励母婴互相依赖是对未来独
立和健康的情感投资。但是，当母亲们过早地错过这个机会
时，很多人会感到困惑，因为她们原本温顺的两岁孩子摇身一
变，成了愤怒而孤僻的少年。那些学会独立寻求舒适和安全感
的小孩子，将来会变成难以接近的有戒心的青少年。

阿尔法型母亲

戈登·诺伊费尔德（Gordon Neufeld）博士是温哥华的一
名临床心理学家，也是《每个孩子都需要被看见》（*Hold On to
Your Kids*）一书的合著者，他鼓励女性在成为母亲后去接近她
们内心的"阿尔法"。他将"阿尔法型母亲"描述为一种知道
自己在孩子的世界的优势和地位的女性。阿尔法型母亲声称自
己是孩子的保护者。

诺伊费尔德断言，任何人都会提供这种狂热的照顾，因
为脆弱的婴儿是如此引人注目，激发了我们保护他们的欲望。
虽然这是一个有趣的观点，但它过分简化了一个复杂的问题。
有些母亲可能很容易地担当起母性的保护角色，但逆境、恐惧
和顺从的代际遗传削弱了女性的保护本能，削弱了她保证自

己或孩子安全的能力。她不是故意要造成伤害，但是，"恶性应激"破坏了有关母性行为的神经回路。埃里卡·柯米萨说道："事实上，患有产后抑郁症的母亲在听到孩子哭的时候会有很高的皮质醇水平，这就像是创伤后应激障碍（PTSD）的反应。"

换句话说，母性呵护似乎是天性使然，但无论婴儿多么可爱或引人注目，许多受惊的女性根本没有保护婴儿的资源。有一些女性对婴儿保护过度，另一些女性则对婴儿保护不足。不管怎样，如果没有健康的母性呵护，女儿长大后可能会缺乏安全感。

备胎妈妈

为了在头三年保护脆弱的婴儿，母亲们可能需要依赖"备胎妈妈"。备胎妈妈可能与孩子有血缘关系，也可能没有血缘关系，但她们都在情感上关心孩子的健康。父亲、祖父母、姐妹、阿姨和保姆都可以成为备胎妈妈。在人类的育儿史上，备胎妈妈帮助亲生母亲，不是因为亲生母亲不在，而是因为前者关心后者及其孩子的健康。备胎妈妈会在亲生母亲洗澡、吃饭或帮助其他孩子时抱着宝宝并陪宝宝玩耍。

在我们这个快节奏的现代社会，备胎妈妈可能不是家庭成员。他可能是个保姆。如果备胎妈妈成功地承担起亲生母亲的责任，那么他就会在家庭中获得一席之地。如果备胎妈妈花在小孩子身上的时间比亲生母亲多，"我的最爱"角色可能会在依恋过程中转移。安全型依恋形成于孩子和首要看护人、亲生母亲或备胎妈妈的日常互动中。当然，母亲在把孩子交给备胎妈妈时，可能会感到悲伤，但这种失去是为了小孩的健康和幸福，他们值得拥有一个安全堡垒。在这种情况下，母亲的牺牲其实就是保护孩子。

当母亲必须外出工作时，尤其是这样。一些研究表明，经济压力会对母性产生负面影响，所以，当一个母亲努力减轻经济负担时，总体结果会对她的孩子产生正面影响，特别是当她得到可靠的备胎妈妈的支持的时候。然而，柯米萨解释说："对于双亲都工作的中产阶级和中上层家庭的孩子，当父母都出去工作的时候，他们在心理健康方面表现不佳……他们感觉到父母的冷漠，并且将其理解为拒绝。"

如果不能选择备胎妈妈，而亲生母亲又长时间外出，那就得依赖托儿所，那么，亲生母亲可能需要花更多的时间来安抚整天思念她的焦虑的婴儿或小孩。保护欲强的母亲会通过滋养的方式弥补失去的团聚，从而帮助孩子克服分离焦虑症。回家后把手机放好，好好陪孩子玩耍，有助于亲生母亲在分开数小时后重新与孩子建立联系和获得孩子的信任。

同床睡眠是抵消长时间分开的最有效的保护措施之一。夜间睡眠的身体接触增强了感觉的连通性，在睡觉的时候增强婴儿不成熟的免疫系统和发育中的神经系统的健康。我意识到，不幸的是，夜间睡眠是个有争议的问题。睡眠时间不应该给小孩子带来压力。和吃饭时间一样，睡眠时间应是可以提供联络、温暖和安全的时刻。分享夜晚的时光可以促进孩子的依恋进程，使他长大后受益良多。这样，提供共享的睡眠空间就是母性呵护的行动结果。

呵护发育中的女孩

小女孩们在成长，她们对外界保护的需求也在增长。有人支持的时候，女孩子们在工作或玩耍时会表现得更好。女孩子需要一个安全的避风港，在学校度过一天后或与朋友相处之后回到那里。在那里，她们可以犯错而不受惩罚，可以打破某些边界而不害怕，还可以从外部成长压力中得到放松。当母亲为女儿创造一个安全的环境，并且设定适合她们年龄的边界时，她们会表现得最好。有了母性呵护，女孩子们可以承受发生在她们身上的各种压力。

随着女儿的成长和接触主流文化，母亲需要有超能力才能做好保护工作。貌似这个世界决意要偷走女性的纯真。那些利用并物化女性的信息充斥着媒体，侵入了她们的家庭隐私。1994 年，玛丽·皮弗（Mary Pipher）的著作《拯救奥菲莉亚》（*Reviving Ophelia*）风靡全世界，提醒父母了解他们的女儿所面临的风险。20 多年后，一些新作者仍然在写同样的关于女孩和压力的文章和著作。尽管我们努力赋予女孩权利，帮助她们驾驭我们的世界，但变化不大。在《面临压力》（*Under Pressure*）一书中，丽莎·达穆尔（Lisa Damour）博士仔细研究了越来越多有焦虑和情绪问题的女孩。2009—2014 年，感到"紧张、担心或害怕"的女孩数量和患抑郁症的女孩比例都在增加。根据达穆尔的研究，这并不是因为我们比过去更善于发现这些问题，而是因为我们看到了新的东西。数字世界给女孩和她们的母亲带来了新的压力和焦虑。

当女孩缺乏母性呵护时，她们对恐惧的适应性在她们达到上学年龄时会变得更加明显。持续的恐惧感会导致创伤后应激障碍症状的出现。杰米·霍华德（Jamie Howard）是纽约市儿童心理研究所焦虑障碍中心的临床心理学家，他鼓励老师们在学生身上寻找创伤的迹象。他声称："那些貌似患有多动症且看起来很茫然的孩子，可能实际上是被创伤分散了注意力。而那些回避某些事情的孩子或那些对惊吓反应过激的孩子可能看上去正相反。"通常，未受保护的儿童在学校或托儿所期间表现得过于精力充沛或恍恍惚惚。过度活跃或心不在焉只是调节受惊的大脑的一种方式。失去母性呵护的迹象可能是这样的：

- 学习困难或注意力不集中。

- 因饮酒等变得昏昏沉沉。

- 焦虑和过度取悦他人。

- 完美主义。

- 出现协调问题和妥协姿态。

- 突然愤怒或流泪。

- 胃痛、消化不良和头痛。

在校期间或之后发生的事情很容易触发那些习惯了痛苦的大脑和身体。对于所有试图调节发育中的神经系统的孩子来说，情绪爆发是很普遍的现象。但是，对于一个已经有压力的孩子来说，疲劳或饥饿会迅速升级为愤怒或绝望。研究人员称这种现象为"引燃"。"引燃"解释了一个孩子或成年人如何在前一分钟看起来还好，下一分钟却突然变得愤怒或恐惧。他表现出高度敏感，因为他的神经系统处于警戒状态。

当小女孩接近青春期时，人格适应可能会变成情绪紊乱，包括饮食问题、睡眠困难和月经疼痛。

女孩和性

厌女症解释了自我厌恶和身体厌恶，性警报系统解释了性恐惧，把这两种强大的力量混合在一起，我们就得到了"一杯烈性鸡尾酒"，它会损害女性的性发育。十多年来，我一直在写关于女性的性特征的文章，我为这些年来情况几乎没有得到改善而感到难过。虽然女孩们有了更多独立的机会，但她们仍然在安全感、身体形象和人际关系方面苦苦挣扎。性教育并没有太大的改观，除了一个不幸的现实，那就是，正如我们所知，色情作品正在成为我们的"新老师"。

佩吉·奥伦斯坦（Peggy Orenstein）探讨了女孩们的矛盾现状，她们有更多的受教育的机会，但仍然要面对丧失人性的性压力。奥伦斯坦探讨了我提到的同一个话题：性的双重束缚。性的双重束缚是一种不可能的情况，所有的选择都会导致负面的结果。我发现，女性在这种双重束缚中会产生四种截然不同的信念：

- 如果我性感，我就是个坏女人。
- 我必须优秀，如此才值得被爱。
- 我不是一个真正的女人，除非有人对我有性欲或浪漫的欲望。

- 我必须性感，这样才能让自己可爱。

这些信念告诉我们，要想有人爱，我们必须性感。但是，如果我们太性感，我们就是坏女人，因为只有好女孩才可爱。这四种信念创造了一个心理僵局，阻碍了健康的性发展，为爱和性成为痛苦或上瘾的习惯做好了准备，而不是为快乐和愉悦的表达奠定了基础。尽管女性在一些领域取得了进步，但性别歧视的双重标准似乎依然困扰着女性。

女性的自我保护

母亲们往往处于性保护的极端：要么保护过度，要么保护不足。过度保护的母亲教会她们的女儿对男孩和性产生惧怕感。当女儿需要帮助时，保护不足的母亲会转身不管。那么，平衡点在哪里呢？培养性健康女孩的秘诀是什么呢？我不确定有什么秘诀。

母亲们希望学校能向女儿传授性知识和安全知识，但这种教育方式进展不顺利。演员艾瑞尔·利维（Ariel Levy）表示："我们对年轻人进行性教育的方式不起作用。我们期望他们摒弃本能的欲望和好奇心，即使我们用这样的图像去轰炸他们，也不奏效。性欲是最重要的欲望，性感是最令人印象深刻的优越特质。"

当男人成为父亲时，他们对女人、性别和性行为的未经检验的信念可能帮不上忙。父亲们可能会以公开和隐蔽的方式使女性永远处于物化和受害状态。有时，当女儿进入青春期，身体发生变化时，她们自己的欲望就会显露出来。父亲们对这些变化的评论可能会让女儿感到厌烦或困惑。不会保护女儿的父亲可能会表现出不恰当的行为，比如对女服务员的外貌说三道四。

在一项研究实验中，一位母亲花了 7 天时间在网上假装自己是一个 11 岁的女孩。她上传了一张普通的照片，标题写道："很高兴这个周末能在卡莉的派对上见到我的朋友们！我好爱好爱你们哟！"在发布这些内容后的几分钟内，这位母亲和 17 个男人打了 7 次视频电话，还发了短信。致力于儿童安全的 Bark 数据科技公司的特别项目团队负责人斯隆·瑞安（Sloane Ryan）报告称，2018 年，Bark 数据科技公司向美国联邦调查局举报了 99 名儿童劫犯，2019 年这一数字超过了 300，而且还在增长。

简而言之，不受保护的上网，对孩子们来说是不安全的。虽然上网提供了学习的机会，但对于那些努力保护自己女儿免受觊觎者和有害性信息毒害的母亲来说，这也是一个额外的负

担。当我和被这个问题搞得焦头烂额的父母一起工作时，我会
把问题简单化。我们可以把不受监控的互联网想象成毒品。虽
然这听起来可能有些极端，但它传达了一个观点：互联网会让
人上瘾，而且很危险。孩子们在使用电子设备方面需要有人监
督和限制。

兄弟姐妹与保护

当一个小女孩被安排去照顾自己的兄弟姐妹时，她会发
现自己要面对成人应担起的责任，而她还没有准备好，这也不
是她的选择。当珍妮特还是个小女孩的时候，她的母亲病得很
重。照顾哥哥和爸爸成了珍妮特的工作。她六岁的时候就学会
了铺床、做饭（主要是金枪鱼三明治）和打扫房子。长大成人
后，珍妮特讨厌做饭，不能忍受金枪鱼的气味。她很少出门。
珍妮特的故事可能有些极端，但让自己的女儿当保姆或管家的
母亲并不少见。虽然给家里帮帮忙的经历可以为女孩创造一种
归属感，但是，当她的工作太多、感觉太孤独时，这就变得可
怕了。这个责任太大了。

此外，当一个小孩子承担了母亲太多的工作时，兄弟姐
妹们就被剥夺了成为兄弟姐妹的机会。一个姐姐成了弟弟妹妹
的看管人，挑起重担，而弟弟妹妹则感到被控制、被欺骗，还

会产生嫉妒的心理。我的一个患者叫罗斯，她是独生女，直到她父母离婚，她母亲开始和一个有孩子的音乐家约会，她才有了一个小继妹。罗斯九岁的时候就得照顾这个小伙伴了。她的母亲被新朋友和夜间活动弄得心烦意乱。她经常把罗斯一个人留在家里照顾这个小女婴。罗斯被这种责任和没有母亲在家的孤独夜晚压得喘不过气来。罗斯讲述道："有时候，小女婴会不停地哭闹，貌似我怎么努力都不奏效。我打电话给我妈妈，妈妈只是说，随她哭去吧。可是，那个小家伙的哭声……真是太恐怖啦！"

可以理解的是，罗斯长大后变得疲惫、怨恨，还担心她自己不喜欢婴儿和孩子。她推迟了组建家庭的时间，因为她坚信自己会是个糟糕的母亲。然而，经过几年的治疗，她改变了主意。我治愈了她被母亲遗弃的痛苦，帮助她找回了失去的青春。关于晋升为母亲的问题，她更清醒地做出了决定。

"母爱饥渴症"的等级划分

孩子们面对的逆境不一定非要很严重才能产生导致"母爱饥渴症"的深层生理变化和心理变化。"母爱饥渴症"的严重程度对每个女孩来说都是独一无二的，而适应的强度取决于缺少母性呵护的程度和备胎妈妈带来的存在感和安全感。

在青春期和成年期，适应力可能看起来像是持续的低度抑郁或慢性焦虑。注意力障碍、多动症和完美主义也是"母爱饥渴症"的迹象。上瘾的习惯也一样，这是一种自我抚慰的方式，也是一种创意十足的避免痛苦的方法。

如果女性过去没有享受足够的母性呵护，希望生活中的焦虑和压力现在变得更有意义。女性这么多年来的自我保护是要付出代价的。生活在恐惧和焦虑中会损害女性的免疫系统，使女性容易出现某些不良的身体症状，比如偏头痛、关节疼痛、肠道功能紊乱和痛苦的经前综合征，或者出现自身免疫问题。这样的女性可能会被有权势的人所吸引，而那些人控制欲很强，而且可能很危险；也可能有上瘾症或强迫症。

有些事情实在是太难理解了，除非有可能发生变化。了解自身的症状与缺乏母性呵护的关系，可能会帮女性减少羞耻感。在没有羞耻感的情况下，治疗更容易进行，这就是为什么说解决上瘾行为就是朝着正确方向迈出的有力的一步。上瘾症总会导致羞耻感，而羞耻感会干扰女性抚平心灵创伤。

很多女性感到十分疲惫。多年来，她们一直试图保护自己，工作太多或太辛苦，暴饮暴食或忍饥挨饿，或者以破坏性的方式恋爱。上瘾症一开始可能是为了安抚母亲和适应母亲的脆弱的一种方式。上瘾行为始于单纯的希望：如果我能做正确的事（说正确的话或成为对的人），她会保护我并爱我。我可以冷静下来。盖伯·马特说过："每一种上瘾行为的核心都是一种基于极度恐惧的空虚。"对某事、某物等上瘾是一种调节恐惧和避免绝望的尝试。有上瘾行为的女性害怕自己不可爱或孤独，也害怕自己在没有基本安全感的情况下成长。

以下是一些常见的例子：

- **爱情成瘾**：在不知不觉中和恋人一起争取母爱。爱情成瘾可能包括对身体接触的贪得无厌，有时候这会导致性上瘾。

- **饮食习惯不当**：为了得到母亲的认可，看起来像是非常节食的样子。有时候暴饮暴食是对控制欲强的母亲表示愤怒的一种方式。

- **工作过度**：强迫型忙碌可能在孩提时代就得到了母亲的认可。长大之后，它可能会带给当事人一种小时候渴望的安全感和控制感。

- **运动过量**：运动到受伤的地步，却不想停下来休息，这是没有安全感的一种信号。

上述这些上瘾症状有没有让你产生共鸣？下面让我们看看如何正视恐惧和应对焦虑。

显露的恐惧

- 回忆一下当你还是个小女孩时感到安全的时光。当时发生了什么？谁在场？

- 你如何在你当前的生活中重新创造安全感呢？

- 回忆一下你过去的一个可怕时刻。当时发生了什么？谁在场？你妈妈在哪里？

- 你会在你当前的生活中重新制造恐惧吗？

焦虑救助

当焦虑加剧时，试试这个古老的快速干预的方法。鼻孔交替呼吸法是哈他瑜伽练习的一部分，当你醒来感到焦虑或难以入睡时，这是一种非常有帮助的练习。你甚至可以在堵车的时候练习这种呼吸法。

鼻孔交替呼吸法有助于放松身心，减少神经系统活动，带来整体的幸福感。萨莉·斯科菲尔德（Sally Schofield）曾说："科学表明，你可以动手刺激大脑的两侧，而古老的瑜伽智慧认为，你可以通过鼻孔交替呼吸法来获得能量平衡。"

首先，摁住左鼻孔，用右鼻孔呼吸，数到5。捏住鼻子，屏住呼吸，数到5。摁住右鼻孔，用左鼻孔呼吸，数到5。重复几轮，直到你感到放松为止。

练习鼻孔交替呼吸法，可以干预恐慌症的发作，也可以帮助你更加专注和思维敏锐。如果你喜欢这种呼吸方式的效果，定期练习可能会帮你变得更细心，并增强你的自愈能力。

取代母性呵护

梦是进入心灵的窗户，毫无疑问，缺乏母性呵护的女性会有噩梦般的睡眠模式和梦境。我在多年的临床实践中发觉了这些梦共有的一个主题。女童时代没有安全感的女性，长大后会做噩梦——梦见房屋被洪水淹没、被大火烧毁，或者被老鼠侵扰，而她们自己则被困在房子里，独自颤抖，没有人安慰！然而，随着治疗的进展，这些梦境会改变。我知道，老鼠会消失，当走廊通向以前没有的魔法房间，当外面鲜花盛开的时候，伤口就会愈合。梦境中的家园呈现出欣欣向荣的景象，这象征着她们走向健康。

经过多年的练习，我相信，你可以开始用想象力和专注力来治愈你的大脑。从你觉得舒服和安全的地方和时间开始，也许就在晚上睡觉前。闭上眼睛，想象一下你晚上做梦时看到的家。在房子里面的感觉怎么样？它看起来像什么？在屋里和屋外，你需要什么来帮你感到安全和舒适？

　　睁开眼睛，现在看看纸质杂志或互联网上的漂亮房子的图片。关注那些能让你心情愉悦的画面。当你感到精神振奋时，就沉浸在这种感觉中吧。美丽的情境对你的大脑有好处。你正在建造一个梦中家园，那将成为你的安全之所，这个地方可以缓解你长久以来的恐惧。慢慢来，在这个练习中发挥创造性，把图片做成书签或贴在你周围的空白处。恭喜，你正在构建一个没有威胁的内心避难所。

　　当你每天晚上准备睡觉时，在脑海中徜徉这些画面。闭上眼睛，盖上厚厚的毯子，让大脑想象你住在自己设计的这个地方会是什么样子。这种有意识的"小夜曲"会直接影响你内心的家园。随着你的思维状况的改善，你的睡眠质量和第二天的情绪也会随之改善。

第七章

母性教导

——母爱从来不沉默，一次次嘱咐，一声声叮咛女儿会观察母亲，寻找从女孩变成女人的各种线索。女儿会研究母亲的朋友、母亲的风格、母亲的癖好，以及母亲与男人们的关系。这样一来，母亲就是向导，抚养女儿的母亲永远不会下班。她以身作则，教导女儿要温柔、坚强，要爱别人但不舍己为人，还要照顾好自己的身体。懂得如何休息和照顾自己的母亲，她的行为举止可以让自己的女儿明白，女人是可敬的，也是重要的。

被误导的母亲们

我们在讨论健康的母性教导之前必须承认，多年来女性在育儿方面受到了破坏性的误导。在过去的十年里，母亲们了解到配方奶粉是婴儿最好的营养来源，"想哭你就哭出来"是教育孩子独立的"哭声免疫法"。一代又一代有心无力的母亲已经学会忽略自己的本能，听从"专家"的指挥去驾驭母性带来的情感。晋升为母亲是一种与众不同的转变，可悲的是，医学界和儿童发展专家并没有给出关于早期依恋需求的最新信息。因此，许多母亲需要更好的指导来为她们的孩子做出重要的选择。

通常情况下，母亲会在女儿出现问题时寻求心理治疗，这往往发生在女儿的中学时期。在这充满挑战的时期，母亲们可能会辞掉工作，或者尝试其他方式来陪伴处于危机中的十几岁的女儿。诚然，她们希望好好教导自己的女儿。每当事情进展不顺时，我总能看到她们难掩的失望和惊讶。"她不听我的"或"她总是生我的气"，这样的议论充斥着治疗室，因为她们想知道可爱的小女儿去了哪里。

要使母性教导有效，母亲和女儿之间必须先建立起信任纽带。对于那些错过了早期母性抚育或母性呵护的女儿来说，母性教导的重要作用会大打折扣。那些从小就学会"消化"分离焦虑或自我保护的女儿已经独自生活很久了。当母亲突然想要更多地参与进来时，很多女儿都会觉得日子很不好过。在这种情况下，冲突会自然而然地产生：母亲想要帮助女儿，但是，当母亲的努力没有得到很好的回报时，她便会觉得自己没有得到女儿的赏识。当母亲看不到女儿已经长大的事实时，女儿就会生气。母亲们可能会通过诱导或控制行为来强行获得女

儿的尊重。这不是母性教导，控制只会教人消极服从。顺从的
女儿有可能成为没有健康边界感或自我意识的弱势女性，因为
她们学会了安抚母亲。

当母性教导有害时

母性教导会牺牲母亲的时间、智慧和精力，同时还不能
保证女儿会感激这种努力。事实上，那些希望从女儿那里得到
感激和肯定的母亲，在女儿自我意识的形成过程中，给她们增
加了不必要的负担。安德里安娜·布罗德（Adrienne Brodeur）
的回忆录《野味爱情》（*Wild Game*）是一部文学作品，因其华
丽的写作风格和作者揭示的错综复杂的情感背叛而引起了人们
的关注。对我们来说，这是一个极好的现实例子，说明了缺乏
健康的母性教导会阻碍女儿的情感发展及她对两性的认识。

故事发生在布罗德十四岁那年的夏天。剧情从一段罗曼
史开始，可惜这并不是人们所期待的如花似锦的年轻女子的浪
漫往事，而是一出荒唐戏剧，还颠倒了主角和配角的角色。布
罗德不是浪漫剧情中的女主角。更确切地说，这个角色属于她
没有边界感的母亲马拉巴。凭借永不满足的力量，马拉巴抢尽
风头，而崇拜她的布罗德却在暗中保护着她。

跟随布罗德警觉的目光，我们看到了马拉巴和她丈夫最

好的朋友本先生的风流韵事。我们目睹了马拉巴对本的迷恋，这让她表现得像个花季少女。就像我们大多数坠入爱河的人一样，马拉巴需要一个见证人，一个可以分享激情的人。不幸的是，马拉巴没有求助于一个与她年龄相仿的朋友，甚至也没有求助于心理医生，而是利用了自己的女儿。马拉巴在半夜叫醒女儿布罗德，并向她倾诉自己对本先生的感情。听起来她更像一个女学生，而不是一个母亲。她问道："你难道不为我感到高兴吗，雷妮（女儿乳名）？"我们被这个母亲的自信所折服，无奈地跟随布罗德的目光继续观看。"我看着她的脸，看着她那双充满希望的、水汪汪且乌黑透亮的眼睛，突然间，我为她感到高兴，也为我自己高兴。马拉巴坠入了爱河，她选择了我作为她的知音，直到那一刻，我才意识到我渴望这个知己角色。"就这样，我们自愿而脆弱的叙述者（马拉巴）发现自己陷入了三角恋。

马拉巴的花心、浪漫和贪得无厌的欲望吞噬了女儿的空闲时间，因为她把女儿牵扯进了自己的秘密婚外情。通过分享每个细节及把女儿当作朋友，马拉巴创造了一种动力，让布罗德觉得，"我们"一直是"母亲和我"而不是"马拉巴和本先生"。

这种无言的镜像过程会让女儿迷醉于向母亲学习。理想情况下，为了让这个学习过程感觉良好，女儿想要赞美自己的母亲，并从她身上得到启发。我们看到布罗德渴望为母亲感到骄傲，因为她试图在心里为母亲的婚外情辩护。

也许这是一件好事……也许到了秋天，当学校开学的时候，我妈妈会穿漂亮的衣服去拼车。她的睡衣外面不再套外套，她早上浮肿的脸上不再有床单印。也许她会梳梳头，在嘴唇上涂点唇彩，像其他妈妈一样，愉快地跟同路的孩子们打招呼。

利用女儿做朋友的母亲，不仅是在滥用权力，还是在逃避"成长"。她们走了一条通往成年的捷径。她们没有面对自己的不安全感，也没有努力与其他成年女性建立亲密联系（可能会遭到评判或拒绝），而是沉浸在自己女儿的亲近、脆弱和崇拜之中。

电影和文学经常把母女就是最佳朋友的想法浪漫化。为了讲述精彩的故事，好莱坞赋予了孩子们成人般的性格特征。像"迷你版的我"或"最好的闺蜜"这样的术语在指代女儿时隐藏了母性教导的重要作用。但是，"母亲和女儿可以成为最好的朋友"的想法忽视了她们之间的权力不平衡。女儿爱母亲，但对母亲的需要不同于对朋友的需要。她需要母亲的抚育、呵护和教导，而这是一份远远超越友谊的爱。

情感痴缠

布罗德向读者解释说:"母亲是我生命中最核心、最重要的人,尽管我希望事实并非如此。"此时,她向众多女性分享了一个真理。在偷偷摸摸玩婚外情的时刻,马拉巴滥用了女儿的爱慕之情。《野味爱情》是一种被称为"情感痴缠"的潜伏式情感虐待的精彩展示。

"情感痴缠"是父母为了满足自己的需要而操纵孩子的行为。开发出"结构式家庭疗法"的阿根廷家庭治疗师萨尔瓦多·米纽泰(Salvador Minuchin)首次提出了"痴缠"的概念,描述了成年子女以牺牲自己的利益或信仰为代价而坚守父母的利益或信仰的家庭体系。肯·亚当斯博士(Ken Adams)进一步调整了痴缠的概念,将其定义为变相乱伦。变相乱伦发生在痴缠型父母把孩子当作伴侣的时候。这样,父母和孩子之间就形成了一种"心理婚姻",孩子会对父母过度忠诚。女儿们很少认为父母的痴缠是有害的,因为被单独挑出来的感觉真好。她们想成为父母心中最受欢迎的小孩,可惜代价太高了。当母亲的关怀过于强烈时,陷入痴缠的女儿会迎合母亲的情绪、需要和欲望,同时失去了解自己的机会。

如果痴缠的感觉伴随女孩的成长,那么,她就要知道,感觉被利用和怨恨是很正常的情绪。她疲惫了,她长大了,她结婚了，但她拒绝亲密关系。不知不觉中，她对某人许下承诺如同背叛了母亲。坦白说，这太累人了。如果她真的要承诺，通常会选择没有激情的伴侣。这样，她和母亲的亲密纽带就完好无损了。她别无选择。她的身体在没有自我认知意识的情况下为她做了决定。当她意识到这种痴缠的遗毒时，她就可以重拾自己的权威，而不必再充当她母亲的情报来源了。

镜像和模仿

每个女儿都会模仿自己的母亲，把母亲的思想、情感、梦想都"吸收"到自己身上。加拿大心理咨询师帕特丽夏·A. 德扬（Patricia A. DeYoung）在其著作中写道："与她们认为聪明善良的人建立了联系，为她们创造了将自己也视为善良的可能性。"但有些母亲没有爱的指引工具。如果母亲的举止令人讨厌（比如出轨、与女儿分享细节、操纵女儿参与进去），女儿就会反映出不良的心理体验。于是，这种镜像产生了不属于她的内疚和羞愧。

《野味爱情》生动地描绘了有害镜像的画面，让我们看到马拉巴将内疚和羞耻的遗毒强加在了女儿身上，她不顾女儿的幸福，偷走了女儿的纯真，并用不忠玷污了女儿的心灵。

不忠和随之而来的谎言通常会让人感到内疚。但马拉巴的情况并非如此。她似乎从来没有因为自己的行为或选择而感到困扰或尴尬。她偷走了女儿的大学时光，却丝毫没有自责之意。她也没有因为要让布罗德竭力隐瞒她的婚外情而道歉。

当一个人做出无耻的行为时，不认错的羞耻感往往会嵌入另一个人的心里。弗吉尼亚州利斯堡人际关系恢复中心的创始人和临床主任米歇尔·梅斯完美地解释了这种动态："当某人的行为具有攻击性或侵犯性的时候，他们毫不在乎的羞耻感就会蔓延到被冒犯的一方（被背叛的一方）身上，而这一方最终会为所发生的事情感到羞耻。"在治疗界，我们把这种心理现象称为"转嫁羞耻感"。

转嫁羞耻感

在《野味爱情》中，马拉巴有多个受害者可以承受她的耻辱，但布罗德是最年轻和最脆弱的受害者。这个故事的核心罪行，与其说是马拉巴对婚姻不忠，不如说是她盗窃了女儿的成长岁月。比起马拉巴的丈夫查尔斯，布罗德才是真正的背叛对象。我们看到布罗德挣扎于不属于她的内疚和羞耻感。布罗德讲道："每当我母亲不在的时候——据称是去拯救茱莉亚，但实际上是和她丈夫最好的朋友在酒店里幽会，我的工作就是照顾查尔斯。"

布罗德说，虽然照顾查尔斯"并不困难"，但这是不属于她的情感负担。马拉巴让她陷入了无法自拔的心理困境。

照顾查尔斯的唯一困难就是那个谎言……起初，我感觉很简单。但随着时间的推移……它变成了一个沉重的负担。当你对你爱的人撒谎的时候（我真的很爱查尔斯），更不用说，当你经常说谎，以至于谎言貌似比真相更真实时，你会失去唯一重要的东西：真正交心的机会。第一个谎言从我嘴里说出来的那天，我就失去了和查尔斯沟通的能力。随着时间的推移，我也失去了与自己沟通的能力。

我们可以看到布罗德的挣扎，就好像作弊的人是她，而不是她的母亲。布罗德背负着母亲的耻辱，在这个过程中，她失去了自己的纯真。而马拉巴面临着被发现的可能，她不知所措，反而加剧了误导的恶劣性。她打电话给正在上大学的女儿，并大呼小叫地说："本先生就是我的一切。绝对一切！如果我失去了他，我的生活就没有意义了。"当马拉巴不知羞耻地分享她内心深处的想法时，情感痴缠升级为情感危机，并且向布罗德揭示了她在母亲眼中的价值缺失。"如果本先生是我母亲的一切，那我又是什么？难道我也不值得她为我而活吗？"然而，另一方面，她的爱和忠诚属于马拉巴。她担心她母亲的生命安全，她别无选择。在母亲马拉巴的迷醉恋情中，布罗德聚集了她宝贵的能量，放弃了大学学习，拯救了她无休止纠缠的母亲。

在《野味爱情》中，扭曲的母性教导令人心碎，因为我们看到马拉巴误导了布罗德。她的"课程"包括诱惑、秘密和操纵。如果你的母亲让你扮演她朋友的角色，你可能会无意识地认为，你的工作就是让她开心，或者是肯定她的母性，或者是由你来赋予她生命的意义。你可能会在矛盾中挣扎，为想拥有自己的空间而感到内疚。

女性气质训练和母性教导

母性教导很少得到文化上的尊重，所以，许多有心无力的母亲对如何为女儿塑造女性力量感到困惑。

女性气质训练或学习"女性魅力法则"，不仅影响女性的工作，还影响女性在与男性交往时的行为。"女性魅力法则"教导女性在相互竞争获得男性关注的同时，要服务、引诱和顺从男性。了解这些文化信息的母亲们试图尽量减少"女性魅力法则"对她们女儿的影响。聪明的母亲们通过监视媒体曝光的信息、与伴侣和儿子一起分担家务、赞美女儿的成就和才能等方式，竭尽全力减少有害的女性气质训练。但是，尽管母亲们付出了惊人的努力，代代相传的母性遗毒可能还是会在母亲和女儿之间传递"女性魅力法则"，并悄无声息地影响母性教导的方向。"母爱打折"的母性教导以各种方式出现，其中包括：

- 和女儿们争夺伴侣的注意力。
- 满怀怨恨地承担着家务重担。
- 表现出重男轻女的倾向。
- 通过上瘾行为和隐秘行为来逃避现实。

可以理解的是，当母亲目睹自己的女儿亭亭玉立时，她们可能会默默地为自己失去的青春和美丽而悲伤。但是，当母亲们在女儿的成人礼上举止不得体且争风吃醋时，当她们从自己的妙龄女儿那里偷走快乐时，那些女儿就会失去一个值得信赖的人生导师。在这个过程中，母亲有时还会告诉自己的女儿，女人是不可信的。

以文化影响为导向

如果没有健康的母性教导，女儿们就会受到女性气质文化的影响和任其摆布。"女性"是生物学的产物，而"女性气质"是基于多种系统因素的社会文化结晶。几代相传，女人都知道，美貌和魅力才能带来价值。尽管教育和职业选择在扩大，但在工作场所发泄愤怒的权利还是更多地留给了男性。

《喧闹》（*The Rumpus*）杂志的编辑玛丽莎·科贝尔
（Marissa Korbel）在解释女性气质训练如何影响女性方面做得
非常好，正如她自己所描述的那样：

> 一方面，文化告诉我，我对我的身体、我的选择和我的
> 生活持有代理权、自主权和责任感。另一方面，更广泛的文化
> 告诉我，我真的不知道什么对我最好。他们不相信我能说出实
> 情。我母亲知道得更清楚。还有我的父亲、我的老师、我的长
> 辈们。而且，当涉及我的欲望时，男人比我更了解，或者说他
> 们应该比我更了解。除了那些坏的欲望，要是能更容易地知道
> 哪些是坏的就好了。

文化节目会影响母亲和女儿，当涉及性的时候，母性教
导会变得复杂起来。作为母亲的替补，我们通过观察母亲而形
成了自己内心的指南针，指引着我们对自己身体的欲望和感
受。我们中的许多人在身体发育时感到困惑，我们第一次感到
了性欲。在性和社会的双重束缚中，我们既要善良（圣洁、纯
洁、牺牲精神），又要邪恶（性感、诱惑），我们不知道如何以
健康的方式驾驭这种感觉。当我们的母亲还没有接受这种双重
束缚时，我们只能靠自己去寻找其他的人生导师。

父亲和女儿

当涉及教导话题时，如果父亲也参与进来，女儿就会受益。研究表明，重视人际关系的父亲更有可能拥有安全型依恋的孩子。父亲的首要任务是在女儿出生后的最初几个月和几年里保护和支持母亲，让母亲为女儿建立一个"基地"。那么，一旦这个基地安全了，父亲就有更多的时间去登台"表演"了。研究表明，父亲的敏感度似乎与母性关怀的敏感度一样，在与孩子的依恋过程中起着关键作用。父亲角色的扮演是父爱和父性教导的语言。研究表明，如果父亲喜欢自己的女儿，鼓励她的天赋，她可能更倾向于认为自己有能力。如果父亲参与家庭作业并鼓励女儿参加具有挑战性的课程，那么，女儿的社交能力会更强，在学校的表现也会更好，行为不当问题也会更少。有趣的是，这些女儿成年后也更有可能从事高薪工作。

不幸的是，被误导的父母有时会为了女儿的爱而争风吃醋。他们忽略了一个重要的事实：父亲和母亲都是必不可少的，各自都有着独特的目标。他们不可能一直都是"女儿的最爱"。父亲和母亲最好可以轮流担任首要教导者。女儿无条件地爱自己的父母或看护人，并希望他们幸福快乐。但是，如果父亲指望女儿只爱父亲，母亲指望女儿只爱母亲，那就不公平了。如果你的父母让你选择站在哪一边，很有可能你生活在一种挥之不去的悲伤之中，因为你被置于他们的不安全感之中。你疗伤的方法之一就是放下这份本不属于你的情感负担。

父亲的引导

女儿们从父母那里学习性知识。女儿在成长过程中，观察父亲如何对待母亲，学习男人如何与女人打交道。当父亲从他的爱好和工作中抽出时间来陪伴母亲时，女儿会发现母亲是父亲最在乎的人。当父亲和母亲互相表达爱意时，女儿就能从家庭之外的主流文化中获得强大的缓冲。

然而，正如我们在第五章讨论的那样，父母就是我们的文化积累和意识形态形成的引导者。有些女儿经常看到父亲评价女性的外貌。那些没有意识到自己在性引导方面的影响和责任的父亲，可能会把"更衣室中的谈话"带到餐桌上。女孩们从这样的父亲那里学到，女性的力量来自于性感，会因此得到关注。

在这样一个有关性的知识轻易可得、隐私丰富的世界里，引导女孩获得健康的性生活似乎是一项不可能完成的任务，而且有人也未必觉得这样有问题。

"母爱饥渴症"和母性教导的缺失

作为女儿，你可能错过了你需要从母亲那里得到的谆谆教导。

作为女儿，也许你明白，与众不同并不安全。你可能已经领会了你母亲心中隐藏的期待，她希望你会像她一样。为了避免批评，你学会了像她一样叠衣服，按照她的要求梳理你的头发，在她有压力的时候不碍她的事儿。如果你的意见和母亲不同，你会把自己的意见藏在心里。

或许你的母亲需要你超越她，成为更好的女人。你必须表现得很出色，这样她才能自我感觉良好。她对你的错误没什么耐心，因为你的行为反映了她的母性。她未曾经历的生活就是你要完成的人生。

如果你认为自己缺乏母性教导，你可能会经常感到焦虑，因为你的行为和成就没有反映出你真正的愿望。也许你感觉自己的生活像是你母亲的人生履历，而不是你自己的人生旅程。缺乏母性教导可能导致以下几个特征：

- 过度关心人际关系。

- 巨大的不安全感。

- 难以做出反映自己愿望的决定。

- 具有长期的愧疚感和认为自己所做的永远都不够（对母亲来说）的信念。

- 经常拿自己和其他女孩和女人做比较。

- 对自己的身体形象和外表不满意。

- 对虐待你的人忠诚，通常是你母亲或像她这样的人。

- 过度关心自己的孩子，时不时地放弃照顾自己的母亲。

如果你没有健康的母性教导，那就很难了解和整合你自己的价值和价值观。克里斯蒂安·诺斯鲁普（Christiane Northrup）博士写道："我们的文化给了女孩们一个错误的信息，即她们要为自己的身体、生活和女性身份感到抱歉。"这种现象使归属感成为一种挑战。

最重要的是，我们女性希望彼此相融，互相给对方归属感。但一路走来，我们可能会发现，归属感意味着隐藏我们的力量。为了融入朋友圈子，我们饰演着渺小的角色。在一种贬低共情、协作和联络等特质的文化中，拥有自己的特质会让人觉得是一种负担。

"母爱饥渴症"的痛苦还在于渴望和寻找母亲的力量。"母爱饥渴症"的治愈意味着你以一种感觉健康和有建设性的方式获得自己的力量。重拾自己人生的权威可能需要你找到新的导师和榜样，也就是那些能激励你的人。"母爱饥渴症"的治愈让你有机会去重建破碎的梦想和目标，也让你不再为身为女性而感到抱歉。

寻找母性教导之外的教导

- 做女人有什么好的？

- 做女人有什么难的？

- 什么时候有别的女人站出来支持我了？感觉怎么样？

- 你上次站出来支持别的女人是什么时候？

- 女人到底像什么？

- 你崇拜你的母亲吗？

- 你母亲和其他女人之间存在友谊吗？她们的关系愉快吗？

- 你从你妈妈和其他看护人那里学到了哪些性知识？

- 在你的生活中，有没有一个你崇拜且可以信任的女人？

根据以上问题的答案，你可以确定自己需要教导的地方。教导需要一个榜样。在你的生活中，谁貌似已经解决了你所面临的问题？她如何对待她的朋友？其他女人喜欢她吗？

当你找到一个榜样时，花点时间和这个女人在一起，因为她就是你的备胎妈妈。如果她是电视或电影中的人物，想象一下她可能会做什么。你寻找母爱替身的过程，就是你选择自己崇拜的女人并向她们学习的机会。

第八章

"三度母爱饥渴症"

——母女之间的虐心剧情

在与遭受"母爱饥渴症"的女性密切合作数年之后，我认识到这种伤害有多种类型。虽然"母爱饥渴症"对每个人来说都是不愉快的，但某些形式的"母爱饥渴症"更为糟糕。顺便提醒一下，本章揭示了当女儿经历母性虐待时会发生什么。如果你没有遭遇过类似的经历，那就跳过这部分内容吧。如果你熬过了母性虐待的日子，本章就是为你准备的，它会证实你的绝望，但很难理解。治愈的过程包括确认、理解和记忆，可能和最初的虐待一样痛苦。

朱迪和伊迪丝

"三度母爱饥渴症"主题在大银幕上生动地再现了两位备受赞誉的偶像女星的表演，她们将歌曲带入了我们的心灵深处：蕾妮·齐薇格（Renée Zellweger）在 2019 年奥斯卡获奖影片《朱迪》（*Judy*）中饰演朱迪·加兰（Judy Garland）；玛莉安·歌迪雅（Marion Cotillard）在 2007 年电影《玫瑰人生》（*La Vie en Rose*）中饰演伊迪丝·琵雅芙（Édith Piaf）。两部不可思议的电影都生动地描述了两个女孩在出生后的 24 个月里经历了母亲的虐待和遗弃。那些不想要孩子也不能照顾孩子的女人们所生的孩子，都在生活中遭受了巨大的痛苦。更遗憾的是，他们都死得很早，而且有着可怕的相似性。

朱迪·加兰是《绿野仙踪》（*The Wizard of Oz*）中备受爱戴的多萝西的扮演者。她死于酒精和毒品引发的并发症，享年 47 岁。有人称伊迪斯·琵雅芙为法国的朱迪·加兰，她也死于与毒品和酒精有关的肝脏并发症，享年 47 岁。在短暂而多灾多难的一生中，两个女人都经历了无数次结婚和离婚的挣扎，挣了钱又赔了钱，还要与健康问题做斗争，包括毒瘾。

11 岁时，朱迪的歌声就像一个年龄是她三倍的女人声音，貌似怀着一颗破碎的心。伊迪斯深受法国人民的喜爱，小时候也有一副令人难忘的成熟嗓音。7 岁的时候，她在街上唱歌，捕获了路人的心。

朱迪的父母都是杂耍演员，他们已经有了两个女儿，不想再要孩子了。当他们发现朱迪的母亲又怀孕时，他们就去找人来帮忙做人流手术，可惜没有成功。朱迪来到了一个冷酷无情的世界，没有人抚育，也缺乏呵护。3 岁的时候，她就开始和姐妹们一起排练和表演，10岁的时候，她的母亲就开始在白天给她吃减肥药，晚上给她吃镇静剂，让她乖乖听话。朱迪向"美国电视新闻第一夫人"芭芭拉·沃尔特斯（Barbara Walters）分享了一个关于她接受母性教导的辛酸历程："她会说，'你出去唱歌，否则我就把你绑在床柱上，把你打残'！"

和朱迪一样，伊迪斯出生在一个艺人家庭，她妈妈是一个街头歌手，还没有准备好做母亲就生下了她。伊迪斯还是个婴儿的时候，就被送去年迈且虚弱的外祖母那里。伊迪斯差点儿死于脑膜炎和饥饿的并发症。最后，一个亲戚发现她身上长满了虱子，并把她带到了经营妓院的祖母那里。虽然我们通常认为这不是一个适合年轻女孩住的地方，但在那里，她找到了她从未有过的第一份慰藉。一个年轻的妓女把伊迪斯保护在自己的羽翼之下，并给了她关爱和温柔。但在她7岁的时候，她的第一段亲密关系戛然而止，因为她的父亲来了，悲剧也来了，他带着她去巡回演出，还在马戏团表演。

没有母性关怀的庇护，朱迪和伊迪斯很容易受到周围男人的伤害。米高梅电影公司的导演路易斯·梅尔（Louis Mayer）对朱迪的成长经历太过了解。他限制她的食物，戏称她为"我的小驼背"（取笑她弯曲的脊椎），并对她进行性骚扰。同样，伊迪斯也遭受了亲生父亲的性侵犯。和朱迪一样，伊迪斯的身姿从来都不太正确，因为她的脊柱也是弯曲的。她经常挨饿，长期被忽视，17岁时，她离开了父亲和马戏团，在巴黎街头唱歌。

朱迪在一次采访中说："我小时候唯一觉得自己被需要的时候，就是在舞台上表演的时候。"她还称她的母亲是"西方邪恶的女巫"。同样，伊迪斯凭借观众的反馈获得了强烈的归属感。当一位夜总会老板发现她并把她带到舞台上时，她变得青春焕发，如花绽放。18岁时，她的事业刚刚起步，却怀孕了，并诞下了一个女婴。她重复了她母亲的爱情模式，她为了舞台而抛弃了女儿，把母亲的责任交给了孩子的父亲。不幸的是，她的女儿不足两岁就死于脑膜炎。

同样，朱迪也经历了早孕。她第一次堕胎是在19岁，第二次是在23岁生下第一个女儿之前。朱迪在28岁时割喉自杀，这是她众多自杀尝试中的第一次。她用破玻璃瓶演绎了一个想把孩子从自己身体里切除的母亲的表观遗传现象。她说，她失去了自信，她只想吃东西和躲起来。朱迪有过五次不幸的婚姻，最后一次是嫁给一个比她小20岁的男人。

伊迪斯也经历了多次不愉快的婚姻，她的最后一个丈夫也比她小20岁。两个女人一生都依赖酒精等，尽管名气带来了收入，但她们还是无家可归，负债累累。两个女人都有可怕的身体健康问题，包括肝炎、疲惫、肾病、"神经衰弱"、体重波动和多重身体伤害。

　　成年后，朱迪变得如此妥协，以至于她错过了演出，迟迟不肯上台现身，或者在酒精等的刺激下走上舞台。崇拜她的粉丝们对她失去了尊重。有一次，她被嘘下了舞台，还有人向她扔食物。她唯一感觉到被爱的地方变成了噩梦。和朱迪一样，伊迪斯的最后一场演出也是健康问题的绝望展示。她在酒精等的作用下挣扎着站起来，回忆起她曾经唱过的歌曲。尽管结局悲惨，但法国各地都在哀悼她的去世，成千上万的人沿着她的送葬路线排成行。

复杂性创伤

　　像朱迪·加兰和伊迪斯·琵雅芙一样，患有极端形式的"母爱饥渴症"的女性会显示复杂性创伤后应激障碍症状。复杂性创伤后应激障碍（CPTSD）源自反复创伤，因此不同于创伤后应激障碍（PTSD）。当小孩子遭受父母的虐待时，这些障碍很少是独立发生的，童年的创伤仍然存在，这种长期的不良经历带来了可能无法消除的持久的症状，因为生活在持续的恐惧中会改变处于快速生长时期的大脑。朱迪思·赫尔曼（Judith Herman）教授对复杂性创伤后应激障碍进行了研究，她记录了成年人接受精神病疗法的过程，并指出："童年受虐幸存者比其他患者表现出更明显的失眠、性功能障碍、分裂、愤怒、自杀、自残和酗酒"。

如果你在一个残忍而可怕的母亲身边长大，她的行为就需要你的自主神经系统超负荷工作。在持续的威胁下，负责社会行为的大脑通路会让位于负责安全感的大脑通路。未使用的神经元变得越来越弱，越来越不能携带控制注意力和情绪调节的信号。与此同时，负责自我保护的大脑通路增强了力量，使你对危险的迹象保持警惕。复杂性创伤解释了为什么你在孩童时代会紧张、亢奋、焦虑或易怒，并且成年后可能仍然会有此类感觉。就像在等待一场搏斗一样，你的身体和思想都已准备就绪。

当你明白你的神经系统已经被早期的持续恐惧所塑造，而你的身体在尽其职责保护你时，它就会带给你强大的力量。那些可能会让你感到羞耻和与众不同的反应开始变得符合逻辑了。你没有崩溃！你的身体只是处于生理保护模式。在你意识不到的情况下，你的身体对任何提醒你童年遭受虐待的事物迅速做出反应。换句话说，你不会"选择"对你自己和他人来说可能是极端或可怕的行为。你的反应是躯体自动反应（基于身体）。

虽然大脑神经的可塑性提供了改变和治愈这些反应的可

能性，但患有复杂性创伤后应激障碍的成年人面临的康复过程比那些患有轻度"母爱饥渴症"的人更严格。基于这个原因，我给这种极端形式的"母爱饥渴症"取了一个单独的名字。这个名字描述了人们在完全丧失母性抚育、母性呵护或母性教导的情况下生存下来的感觉。这个名字照亮了长期恐惧和孤立的贫瘠景象。这是为痛苦的"亲子关系灼伤"而创造的名字。母亲虐待的遗毒就是我所说的"三度母爱饥渴症"。

"三度母爱饥渴症"与边缘型人格障碍、双相情感障碍和分离性身份识别障碍等症状相同。但我认为"三度母爱饥渴症"不是一种疾病，而是一种深刻的依恋伤害，它会产生一系列的症状，让生活变得不堪忍受。

"三度母爱饥渴症"患者的人情态度往往是摇摆不定的，这一刻把一个人理想化，下一刻却体验了这个人的残酷。他们害怕被抛弃、难以入睡、饮食失调、情绪出现问题、难以找到生活的意义，这些都是复杂性创伤后应激障碍和"三度母爱饥渴症"的常见症状。这类患者对某人或某物上瘾，感觉此人或此物就像是救生船。他们还有自杀和自残的念头。

作为成年人，患有"三度母爱饥渴症"的女性通常会出现身体和心理创伤的症状。身体症状可能包括慢性背部和颈部疼痛、纤维肌痛、偏头痛、消化问题、结肠痉挛或肠易激综合征、过敏、甲状腺和其他内分泌失调、慢性疲劳及某些类型的哮喘。这些症状可能解释了文森特·费利蒂医生在最初的"童年不良经历"的研究中发现的医疗问题显著增加的部分原因。对于那些"三度母爱饥渴症"患者来说，他们并没有基于身体的舒适或安全体验，因为本应是舒适来源的人们却成了恐惧的源头。

被误诊的复杂性创伤症状

虽然有些母亲很残忍，但我相信，母亲并不是有意要伤害孩子。施虐的母亲往往承受着自己的创伤，这是一代一代传下来的遗毒。但是，如果你是一个残酷的母亲的女儿，那么，她刻薄的原因对你内心的那个小女孩来说并不重要。在你成长的过程中，这从来都说不通，现在可能也说不通。只是感觉很糟糕。即使你明白你母亲的残酷不是有意针对你的，但她给你造成的痛苦是真实的、深刻的、需要修复的。

"三度母爱饥渴症"来自于不称职的母亲，在你依赖她的那些年里，她让你担惊受怕。她没有抚育你、呵护你、教导你，而是对你大喊大叫，并且殴打你、羞辱你，或抛弃你。结果，你与自己和他人的关系被摧毁了。可怕的情绪波动让你和你身边的人都感到惊恐。你会有周期性的情绪爆发，却没有方向感。你会认为夜晚很恐怖，并且很难入睡。在内心深处，你对自己的基本需求和欲望感到困惑，对无家可归的深切感受造成了对情感逃避的强烈需求。

用心良苦的专业人士被一系列模拟人格障碍的行为所迷惑，未必总是可以帮上忙。也许你从临床诊断或药物治疗中得到了暂时的缓解，但很少能持久。这是因为对人格障碍的诊断忽略了你的行为背后的原始伤口。如果你没有对造成你产生如此反应的根本原因做出敏感的、训练有素的回应，那么，你醒悟时仍然会有令人不安的症状，并且这些症状丝毫不会减弱。你仍然有伤心的迹象，但没有人能看到，也没有人愿意谈论。

在危险型母亲身边求生是一种难以言喻的创伤，也难以辨识。也许我们看不到这一点，因为在我们每个人的内心深处都住着一个小人物，他会记得完全依赖别人的脆弱性，并且害怕母亲可能背叛这种依赖性的念头。他触动了我们哺乳动物大脑的一种原始恐惧。"三度母爱饥渴症"带来的无助感和毁灭性让我相信，最糟糕的童年不良经历的源头就是拥有一个危险可怕的母亲。

背叛亲密关系

我们知道，不是所有经历过恐怖事件和逆境的孩子都会出现创伤后应激障碍的症状。这里有一个决定性因素：如果有一个熟悉、可靠、稳重的成年人帮助孩子理解正在发生的事情，孩子就能适应逆境。但是，当母亲是恐惧的来源时，她的爱就是创伤性事件的源头。我们没办法解释这一切。危险与爱相辅相成。自我保护的本能屈服于建立亲密关系的首要需求，因此，孩子与其母亲建立了所谓的"背叛的亲密关系"。

当母爱受到威胁时，你身体里的每一个分子都会记住痛苦。一个虐待型母亲会使你产生创伤后应激障碍，因为你的应对能力变得不堪重负，而你还太小，无法保护自己。因为母爱是你抵御逆境的主要手段，当母亲受到威胁时，她的关心就是对亲子关系的深刻背叛。

为了和不友善的母亲建立联系，我们仁慈的想象力日积月累，创造出一个与我们现有的母亲不同的母亲。我们创造一个爱我们、照顾我们、不会暴露我们脆弱的人。就这样，我们的大脑设计了一个不同的母亲，以帮助我们应对持续的恐惧。可悲的是，为了维系感情，这些必要的大脑改变会使我们产生长期的人格问题。"三度母爱饥渴症"的病史可能会让你产生自动分离模式和慢性羞耻感，以及与背叛你的人建立关系的倾向。

承认虐待

描述一个虐待型母亲并不容易，我们不喜欢去想那些伤害自己孩子的母亲。这种想法是如此可恶，以至于我们集体否认这种事情会发生，从而保护我们不受相关信息的影响。我们时不时地在新闻中看到被母亲遗弃的悲剧，或者在电影中看到一个具有破坏性的母亲，但在大多数情况下，我们否认母亲伤害自己的女儿。

经常有女性在学习"三度母爱饥渴症"之后给我发电子邮件，描述她们自己的经历：

我觉得我应该幸福，但我没有。我感到一种疼痛、一种深深的悲伤，为从未有过和永远不会有过的东西而伤痛。我可爱吗？或者说，我有人爱？关于这个话题，我很难记起，也想不明白。我感到极度的悲伤和孤独，同时也庆幸自己能够做母亲，并承担起爱孩子和抚育子女的责任。这种感觉就像隐藏的疼痛和裂开的伤口，这种伤痛现在应该结束了，但我将在我的一生中承受这一切。

还有这一篇：

我亲生母亲把我绑在火刑柱上烧烤，还怪我点了火，说来话长。我已经有十多年没有联系她了，我希望那种痛苦能消失。

为了理解和治愈"三度母爱饥渴症"，我们有必要谈论不同类型的虐待，因为对经受过虐待的许多人来说，这些行为看起来很正常。如果你不知道自己是如何受伤的，也不知道自己在哪里需要帮助，就不可能培养出新的自我保护技能。

情感虐待

情感虐待的定义很复杂，因为我们看不到伤口。首先，让我们想想我们已经介绍过的关于婴儿需求的内容。如果你得到的抚育与呵护不充分，那么，你的大脑结构就会发生改变，并对你造成莫大的伤害。抚育与呵护的缺失就是忽视，而忽视是情感虐待的一种形式。忽视有时是一种无声的虐待，因为它是私下发生的，所以不明显。这就解释了有些人为什么要花几十年的时间来识别和理解情感虐待，并从中恢复过来。

正如我们在第七章提到的，当一个母亲把她的女儿当作朋友时，这也是一种情感虐待。对孩子说"你是我的一切……我不知道没有你我该怎么办"的母亲，不是要给予孩子母爱！她正在给她的孩子制造一种令人困惑的情感束缚。一个女孩子听到这些话，可能会觉得自己很特别（我是最受欢迎的人），这在一开始会让这个孩子感觉很好，但会让她失望并疏远她的家人。她可能也会感到害怕（妈妈还好吗？）或过于孝顺（我属于妈妈，我的工作就是保护她，让她开心）。这个孩子长大后可能会觉得，如果她有其他兴趣、朋友或想搬走，她就是在背叛她的母亲。

言语侮辱是情感虐待的"吵闹形式"。"真希望没把你生出来""你真蠢"等残酷的话语就像一记耳光刺痛了身体。

还有更细致入微的情感虐待形式，如轻蔑地一瞥或拒绝拥抱，很难识别，但也会给孩子留下伤疤，因为这是拒绝的最基本形式。当一个母亲拒绝或贬低她的女儿时，可能没有第三个人在场。独自一人去理解负面情绪会加剧伤害。

有情感虐待倾向的母亲很少修复她们造成的伤害，而缺乏母亲的认可正是导致孩子持久心理创伤的原因。

"创伤"的定义来自于一个希腊词，意为"伤害"，即"身体、思想或精神上的伤害"，而身体、思想和精神都与情感有关。显然，我们不能像看到割伤的伤口那样，也能看到精神或心灵的伤口。由于这个原因，情感创伤很难量化。但是，情感虐待是心理创伤，因为它背离了为人父母的基本角色：违背了信任。没有了相信母爱的能力，女儿们就不知道如何去爱自己。

由于缺少情感安全脉络，发育中的年轻大脑就会专注于寻找其他地方的安全，而不是玩耍、放松或与他人建立联系。这样，有情感虐待倾向的母亲会扭曲女儿的内心世界，创造出可能给未来带去麻烦的人格适应。比如，虐待型母亲养育的女儿很难交到朋友。她们很难信任别人。应激系统的长时间激活（由于缺乏信任）扰乱了大脑结构的发育，使其难以管理感情、情绪和思想。患有"三度母爱饥渴症"的女孩会感到不安全，而且表现得也不安全。她们有时冷酷而脆弱，有时孩子气而温顺，"三度母爱饥渴症"患者的情感发展已经被冻结、被敲碎。这就解释了为什么虐待型母亲养育的女儿可能是不可预测或不值得信任的。以年轻胆怯之人的心态对生活做出反应是母性虐待的遗毒，并非性格或价值观的暗示。

身体虐待

母亲和女儿之间的身体接触是母性抚育的一部分。母亲的爱抚就像食物一样不可或缺。但是，如果母亲的抚摸是不尊重的，或者是具有攻击性的，那么，它造成的破坏性影响可能会持续一生。卡洛琳就是一个很好的例子。

卡洛琳记得，当她还是个小女孩的时候，她害怕她的母亲在给她洗头发时会淹死她。"水淹到了我的鼻子，我无法呼吸，但她一直把我的头按在水里。"卡洛琳哭喊着抗议，但这并没有阻止她母亲的强行按压。

作为一个成年人，卡洛琳很难自己洗头发，而且通常很多天都不洗澡。她也不接受医疗护理。她非常害怕医院和针头。

卡洛琳童年时曾患过多种疾病，她记得在"和医生约会的日子里"，她醒来时感觉很沉重，身体紧绷又冰冷。她讨厌诊所里消毒剂的味道，一进去，她就开始恐慌，寻找逃跑的机会，但她的妈妈会紧紧抓住她的胳膊说："别担心！别走！"她的妈妈执意不让她逃走，手握得更紧了。

让我们在这里暂停一下。想想上次你害怕的时候吧。有人对你说不要再担心了，可这对你有帮助吗？

卡洛琳记得抬头看着她母亲的脸，看到她皱起的眉头、噘起的嘴唇，还有冷冷的眼神。"老实点，你让我难堪了！"她母亲咆哮道。有一次，医生来了，卡洛琳挣脱了母亲的手。她不记得自己要去哪里，只记得自己在逃跑。她的妈妈追上了她，并在诊所大厅中央打了她的屁股。

在一次谈话中，当卡洛琳回忆这件事时，她的脑子一片空白，眼睛里却充满了泪水。她那足智多谋的大脑会游离，以逃避仍未愈合的疼痛。我用毯子盖住她的腿，静静地坐在她旁边的地板上。过了一会儿，她的身体开始平静下来。当她的呼吸恢复正常时，我起身并慢慢地开始了温柔的"眼动脱敏与再建"（EMDR）心理治疗法，以帮助她代谢滞留在她体内的恐惧。

卡洛琳的母亲的咄咄逼人和侵犯性的处理方式，无论用什么标准来衡量，都算是身体虐待，并造成了亲子关系的"三度灼伤"。卡洛琳直到今天都在努力治愈。

打屁股

长久以来，打屁股一直被认为是训练孩子的合适方式，但是，这种情况终于结束了。虽然打屁股在短期内似乎是有效的，但目前还没有研究支持打屁股或身体疼痛会带来长期积极结果的观点。研究表明，打孩子屁股的父母实际上无法控制自己的情绪。打屁股是一条捷径，是父母不适、愤怒或无助的情感绕道。父母以各种方式为打屁股辩解，但这是一种滥用权力的行为。打屁股会导致孩子的恐惧、攻击、羞辱和退缩。打屁股是抚育、呵护或教导孩子的反义词。

在一项针对儿童的研究中，研究对象（儿童）都接受了常规的、痛苦的医疗程序，如过敏注射或抽血，痛苦产生之前的预期痛苦加剧了疼痛和焦虑。从这项研究中可以理解，当孩子期待挨打时，预期痛苦会成为势不可当的体验之一。当挨打频繁发生时，孩子可能会产生预期痛苦，因为他在预测或等待虐待。他会变得紧张、神经质或性格孤僻。胃痛或头痛也是常见现象。在打屁股的过程中，可能会发生诸如心跳加速、呕吐，甚至失去排便和膀胱控制等生理反应。打屁股会给孩子和观看的兄弟姐妹带来有害的压力，侵蚀家庭的信任感和安全感。被打屁股的孩子会伴有诸如抑郁、焦虑和情绪困扰等症状。

如果你小时候被打过屁股，你可能会对自己的身体感到厌恶。你可能很难照顾自己（包括寻求医疗护理、牙科护理、定期锻炼和健康营养），因为你的身体一直是一个战场。美国儿科学会建议父母无论出于何种原因都不要打孩子，一些研究人员正在努力将打屁股列入不良童年经历的清单中，你可能会发现这一点很有道理。

受虐妇女综合征

以频繁爆发愤怒为特征的亲密关系是令人恐惧的。心理治疗师丽诺尔·沃克（Lenore Walker）在20世纪70年代后期提出了"受虐妇女综合征"的概念，用以描述当一个人遭受亲密伴侣的虐待时所产生的独特行为和情感。根据美国反家庭暴力联盟（NCADV）的说法，家庭暴力受害者的症状可能包括：

- 感到孤立、焦虑、沮丧或无助。
- 对评判和诬蔑感到尴尬。
- 对伤害自己的人充满爱，相信他们会改变。
- 感到孤僻，缺乏家人和朋友的支持。
- 否认施虐者的错误或为虐待自己的人开脱。
- 因为道德或宗教原因而维持这段关系。

因为母亲是我们的第一个亲密伴侣，她随时都可以接触到我们的身体，她的虐待是一种家庭暴力。如果她咄咄逼人地对待我们，或者对我们大发雷霆，我们就会经历难以想象的恐惧。我们带有家庭暴力受害者的症状，很难交朋友或找到自己的归属。我们天生就感觉不好。亲密伴侣暴力的受害者们几乎都一致认为，家庭暴力是他们自己的错。虐待型母亲的女儿也一样。

虐待型母亲的女儿很少谈论虐待问题。事实上，她们通常根本辨认不出母性虐待行为，只是感觉很正常。她们会优先考虑安全感而不是学习和交流，她们对亲密伴侣暴力的适应改变了大脑理解正在发生的事情的能力。

由母性虐待带来的对恐惧的心理适应和生理适应可能会持续很长时间，使女孩子一生的关系复杂化。美国反家庭暴力联盟解释了为什么经历亲密伴侣的虐待的人在脱离这段关系很久之后仍会有症状。家庭暴力的症状包括睡眠问题、痛苦往事突然入侵脑海、回避某些引起回忆的话题或情景；感到绝望、愤怒和毫无价值；恐慌发作。

患有"三度母爱饥渴症"的女性也有这些症状。她们把施虐者（她们的母亲）理想化，认为自己应该受到虐待，并产生自我价值丧失的耻辱感。一些专业人士用"病态适应"这个术语来描述孩子学会从虐待中生存下来会发生什么。迁就和安抚一个可怕的母亲是对无法逃避的恐惧的适应行为。当女儿面对虐待型母亲的情绪时，她会失去自己的感觉和力量。病态适应是生理上的冻结反应，这也许可以解释"三度母爱饥渴症"的身体并发症。被"冻结"的身体会疼痛。

紊乱型依恋：失落的依恋

患有"三度母爱饥渴症"的女性在成长过程中很少对任何人产生安全型依恋。因为，她们年少时已经适应了一个可怕的母亲，这种亲子关系是创伤性的。而"创伤情结"，即受虐者与施虐者之间的强烈情感依恋，就是当人类的危险和依恋神经通路同时被激活并破坏依恋系统时形成的。当母女之间形成创伤情结时，这种有害的情感纽带会影响女儿生活中的其他关系。恐惧感摧毁了依恋系统，造成了紊乱型依恋，或者说是"三度母爱饥渴症"。紊乱型依恋是伤害型母亲留下的强大遗毒。

在第二章中，我们讨论了来自玛丽·安斯沃思的重要研究，依恋类型包括安全型、焦虑型和回避型。安斯沃思在她著名的"陌生情境"实验中，通过检查看护人和幼儿之间的团聚行为，积极地衡量了约翰·鲍尔比提出的依恋类型。在后来的研究中，安斯沃思的学生玛丽·梅恩（Mary Main）发现了第四种依恋类型的迹象。梅恩注意到，当母亲离开并重新进入房间时，某些不安全型依恋的孩子的表现与焦虑型或回避型孩子不同。当母亲回来的时候，这些小家伙会先向她跑过来，然后拉扯或跑开。有的蜷缩成一团，有的打妈妈。寻求安慰的第一冲动很明显，但当母亲走近时，这些孩子开始害怕了。他们变得凌乱无序且迷失了方向，体现在困惑的表情、僵硬的动作或徘徊的状态。朱迪·加兰和伊迪斯·琵雅芙都生活在紊乱型依恋中。她们的症状伴随她们进入成年期，随着时间的推移（以及缺乏治疗干预），症状变得更加严重，两个女人都对情人发火，并且在餐馆发脾气，还拼命保住成功的职业生涯。

当生活变得紧张的时候，患有"三度母爱饥渴症"的女性会融化或愤怒。融化即崩溃，就是冻结反应；愤怒就是或战或逃反应。某些身体信号（如气味、声音或触摸）会提醒人们早期的无助感，并迅速引发冲动和分裂。这种信号一旦被激活，患有"三度母爱饥渴症"的女性会努力抚慰自己，或者找到某种可以抚慰自己的人或物品。

紊乱型依恋的女性在骨子里认为没有人是安全的，而没有安全感的生活方式需要某种形式的自我治疗。朱迪·加兰和伊迪斯·琵雅芙都用酒精、药物和浪漫来麻痹童年的痛苦。尽管伴有健康问题，还失去了尊重，并且唱歌困难，但她们的上瘾症还是升级了。她们的故事并非独一无二。大多数紊乱型依恋的女性工作太多、花钱太多或吃得太多。有些女性还剥夺了自己的基本需求。短暂的情感高潮掩盖了她们没有任何归属感的痛苦。一般来说，这些女性对人类安全和真正温暖的第一次体验来自于受过复杂发展创伤训练的专业人士。

精神分裂

当威胁超过我们的应对能力时，天性驱使我们的身体和心灵保护我们免受无法抗拒的恐惧的影响，仁慈地带我们远离现实。精神分裂是副交感神经系统对即将发生的危险做出反应的下调过程，属于一种生存反应。当我们的呼吸变慢或我们变得不能动弹时，我们真的会暂时地失去意识。这就是我们为死亡做准备的天然模式。它不是有意识的自觉过程，而是无意识的自动过程。当我们面对威胁而别无选择时，精神分裂现象就会产生。

作为婴儿或儿童，可怕的母亲的现实呈现给我们一个不可能的两难境地：那个能抚慰我们恐惧的人却是罪魁祸首。唯一的解决办法就是精神游离远去。

当母亲的威胁持续存在时，精神分裂也是如此。正如我们在卡洛琳与我的谈话中所看到的那样，精神分裂成为一种逃避正在发生的无法忍受的事情的方法。这种游离感可能会让人感觉视野狭窄、时间模糊、耳朵刺痛，或者像做梦一样觉得自己是别人或寄居在别人的地盘上。我最喜欢的一篇关于精神分裂的描述来自玛丽莎·科贝尔的《有时你会为强奸犯做早餐：探索女性备受争议且常常令人困惑的"照顾人的本能"》：

"精神分裂"听起来很可怕，但感觉并不糟糕。有时这种感觉就像滑进了温暖舒适的被窝。这是一个秘密又安全的地带，我想待多久就待多久。回归现实的感觉让我崩溃。梦醒时分，我总是在哭泣。

这就是为什么许多女性避免治愈"三度母爱饥渴症",因为当潜伏的恐惧崩塌时,场面实在太可怕了。

"三度母爱饥渴症"来自人际关系中的恐惧感,而且这种感觉是无法修复的。在我们的成长期,无法修复的恐惧感会给大脑带来终生的变化。这就是复杂性创伤的本质。如果母亲不承认、不道歉、不改过自新并减少伤害,恐惧就会改变孩子的大脑功能,使孩子的认同感和对现实的感觉变得模糊。

精神分裂在你需要的时候保护了你,但这个习惯让你很难回忆起过去的事情。请放心,你的身体承载着这样的故事:

> 认知过程与我们的身体密不可分……所有与首要看护人的早期关系动态,无论是创伤性的还是非创伤性的,都是儿童发展认知和信念系统的蓝图,而这些信念系统会影响身体的姿态、结构和动作。

不管你喜不喜欢,你的生活回忆录隐藏在你的身体里,无声地汇报你的身体和精神健康,试图通过身体疼痛、经常性的噩梦和慢性焦虑来吸引你的注意。

在冷漠、好斗或遗弃型母亲的支配下,女儿必须相信她的母亲会改变。精神分裂允许这种持久的希望存在,就像幻想一样美好。当你们还是小孩子的时候,你们中的一些人创造了想象中的朋友、不一样的父母，或者一个白马王子来缓冲内心的恐惧。当你无法逃避现实的时候，幻想是助你适应无法忍受的感觉的一种强有力的方式。当危险持续发生的时候，精神分裂就会超速运转。你的仁慈天性让你不必面对铺天盖地的现实，隐藏了潜在的有用数据，如发现危险人物的信息。当危险人物是你的母亲的时候，这些信息有什么用呢？因为你不能离开她，你的大脑就会用"情感眼罩"来限制你的意识。这样看来，精神分裂就是你的救命稻草。

当我们无助时，精神分裂缓冲了难以承受的现实，但它也在经历生活的自我（去学校上学、学习阅读、交朋友、运动）和持有未表达的恐惧、羞愧和愤怒的自我之间制造了一个鸿沟。基本上，我们可以把自己分成两个部分。有一个外在的自我，经历着生命的运动，还有一个内在的自我，隐藏了起来。有时，我们不知道哪一部分是真实的自我。

"预期性创伤"——排练如何应对下一次被打屁股或妈妈倒酒给你喝——解释了为什么恐惧会使人动弹不得。如果你感觉缓慢、呆滞、冻结，那就是你的身体准备做出反击了。除了游离和白日梦，大脑还通过冻结来缓冲恐惧感，为死亡做准备。精神分裂和麻痹共同作用，使身体为不可避免的疼痛做好准备。

盲视背叛

尽管几十年来有证据表明，一些母亲不能或不愿改变有害行为，但女儿们仍然抱有希望。我称之为"病态渴望"。最初，病态渴望是一种保护措施，即一种忍受逆境的方式。但随着时间的推移，病态渴望可能会让女性陷入与他人关系的痛苦循环中。大多数人没有注意到病态渴望的本质，因为大脑适应得太早了。虐待型母亲的女儿为得到关注、保护、培养、道歉而奋斗了大半辈子。

病态渴望有着惊人的持久力。痴心妄想的持久本性可能与一种被称为"盲视背叛"的心理现象有关。研究背叛创伤多年的美国俄勒冈大学心理学教授詹妮弗·弗尔德（Jennifer Freyd）博士花了数年时间研究复杂的生物过程，解释为什么我们中的一些人会陷入虐待关系。弗尔德创造了"盲视背叛"这个术语，用来解释为什么成年人会忘记或根本不知道我们在亲密关系中何时受到伤害。她解释说，因为我们依赖于背叛者，我们接下来的最佳警惕方案就是阻止我们意识到背叛。换句话说，有一种精神冻结模式叫作盲视背叛，它就是我们的下一个最佳选择。弗尔德帮助我们理解，无论是"维系一段婚姻，维持一个家庭和睦，还是保持一个人在社区中的地位"，这种对危险的心理适应过程都是基于一种极端的需求来维持完整运转的。

盲视背叛能帮助孩子战胜可怕的母亲，这是合乎逻辑的。其中的"盲视"服务于依恋的更大目的。由于人类依恋的需求压倒了警惕需求，让我们与可怕的母亲建立联系的生物机制就成了我们人格的一部分。一种几乎没有自我意识的生存人格形成了，就像盲视背叛保护我们，不让我们知道自己已经成为与危险的人相处和相爱的专家。我们对自己的背叛视而不见，没有意识到爱一个人会与怜悯或责任融合在一起。我们为脆弱、虐待成性的母亲感到难过。有时我们在她失去控制、打我们、感到内疚时安慰她。或者，我们觉得有责任把她从虐待她的伴侣或讨债公司手中救出来。我们成了她的保护者。

赡养和保护母亲的女儿就是在安抚自己的母亲。当我们走投无路的时候，天生的"安抚"反应迫使我们亲近自己的母亲。尽管我们害怕母亲，但还是与她建立了联系。巴塞尔·范德考克对此解释说："孩子们天生就对他们的看护人忠心耿耿，即使他们受到了虐待也不会离心。恐惧增加了依恋的需求，虽然舒适的来源也是恐惧的来源。"就这样，背叛与爱紧密相连。这不是有意识的体验。我们无法控制对恐惧的早期适应。我们需要母亲，即使她对我们大喊大叫、扯我们的头发，或者嫌弃我们太胖，我们依旧不愿离开。安抚虐待型母亲可能会让女儿陷入一辈子的混乱关系中。我们可能会发现自己处于一段又一段破坏性的关系中。

安抚的生物学机制

斯蒂芬·波格斯博士的"多层迷走神经系统"理论就像谢利·泰勒博士的"照料和结盟"理论一样,解释了我们的社会神经系统是如何与他人建立联系的,尤其是当我们身处逆境的时候。这是人类对恐惧的反应。当我们受到某人或某物的威胁时,我们需要"结盟"。"三度母爱饥渴症"的内在悲剧在于,母亲就是逆境。但即使母亲很危险,我们也会和她在一起。友善和安抚行为使我们亲近母亲。安抚是在绝望的恐惧中产生的,因为我们知道无处可去。这不是一种选择,而是一种生物学机制。

对危险的生物反应是为了对付紧急情况,而不是为了日常的生存,当然也不是为了忍受一个可怕的母亲。母亲的虐待带来了紧急反应系统,迅速改变了其女儿正在发育的大脑结构。

那些对大脑感兴趣的人们可能已经知道了压力是如何影响颞叶的,特别是杏仁核和海马体。压力会刺激杏仁核,而杏仁核是产生同理心的地方。皮质醇会毒害海马体,而海马体能够感知输入的数据和进行记忆处理。大脑正在适应并保持必要的生物过程，如心跳和呼吸，但过滤掉了一些不重要的过程，如记忆和产生同理心。在经历紧张的事件或处于紧张的时刻时，大脑完全忽略了生存的次要信息。随着时间的推移，未使用的脑神经元和突触连接消失了。科学家称这种复杂的神经过程为"突触修剪"。

想象一下，为了忽略（并最终修剪掉）识别危险母亲的神经过程，大脑必须做些什么？它必须将恐惧划分到你意识之外的某个地方，这样才能建立亲子关系。随着时间的推移，大脑会收缩危险信号，如母亲的尖锐声音或皱眉，让你可以忍受她的接近。突触修剪改变了你的感知，并且在你还小的时候保护你，但久而久之，你检测或辨别危险情况的天生能力被扭曲了，神经感知也被篡改了。这就是为什么早期被背叛的经历会让你更容易受到伤害。

母性虐待是一种毁灭性的背叛，因为你不仅会错过必要的母性抚育、母性呵护与母性教导，而且你的神经感知和保护本能也会受到损害。因为你已经适应了危险，所以，那些会吓到普通人的情况不会对你发出危险信号。你知道如何与可能背叛你的人建立联系。你甚至可能会对那些不背叛你的人感到厌烦。

有毒的羞耻感

有毒的羞耻感来自母性虐待，它会让我们确信自己有缺陷。这不是你伤害别人的感觉时的羞愧。有毒的羞耻感让你质疑自己活在世上的权利，还使你的灵魂陷入不安全感的"焦油坑"。

我希望，学习"三度母爱饥渴症"的知识能减轻你背负的羞耻感。你没有缺陷，也没有崩溃。有毒的羞耻感是一种可传播的羞耻感，其实不是你的错。你可能背负着属于你母亲的羞耻感，那是她虐待你时没有感受到的羞耻感。

你背负的羞耻感让你感到沉重和厚重，就像一条你不想要的脏毯子，你却无法摆脱它。关系心理治疗师兼作家帕特丽夏·A.德扬说过，有毒的羞耻感"寄存在比语言更深的地方，是一种精神疾病，与其说是一种形态，不如说是一种感觉"。因为这个原因，我们很难确认或讨论有毒的羞耻感。随着时间的推移，有毒的羞耻感助长了各种形式的自虐，如划破皮肤、绝食挨饿、与世隔绝等。

有时，有毒的羞耻感伪装成了虚假的自信或膨胀的优越感：掩盖糟糕的感觉。你觉得自己很可怜，但又不想让别人知道，所以在别人评价你之前，你会抢先评价别人。有那么一会儿，会让你感觉好些，但是，当你在壁橱门后偷吃一包女童军饼干或在公司聚会上喝醉的时候，这种感觉就会表现得很差劲。之后，你的耳边就会出现这样的声音："我让人恶心，又没什么用处，谁都不要再和我说话了。"通常听起来像你母亲在说话。但请记住：你的人格发展源自你熬过的缺乏母爱关怀的日子。这不是真实的你。

专科治疗

姑息疗法是针对棘手的健康问题的专门治疗，侧重于缓解而不是治愈。我认为，"三度母爱饥渴症"是一个棘手的健康问题，而姑息疗法的范例给了我支持三度心理创伤女性的指南针。我关注着卡罗尔·达莎（Karol Darsa）医生的治疗机构所做的工作，它为幸存者提供了多种治疗方法，成年人在那里接受全天的治疗，治疗过程可能包括艺术治疗、正念、脑电图或眼动脱敏与再建。每个人都有机会接受精神病鉴定，因为药物可以拯救"三度母爱饥渴症"患者的生命。当患者选择团队合作，并且传统疗法与整体疗法兼容时，姑息疗法就是最佳疗法，就像她们在达莎医生的治疗项目中做的那样。

治疗"三度母爱饥渴症"需要受过良好训练的专业人

士支持，因为他们了解复杂性创伤、依恋和知觉传动心理疗法。帕特·奥格登（Pat Ogden）博士、露丝·拉尼厄斯（Ruth Lanius）博士和雅妮娜·费希尔（Janina Fisher）博士已经开发了一种比文字叙述更深刻的方法来获取和治愈身体记忆。

致"三度母爱饥渴症"的幸存者们

治愈"三度母爱饥渴症"是一个双重过程。首先，你找到语言来表达孩提时代感到的无言的恐惧。现在就开始吧！阅读本书会让你明白，你已经忍受了这么长时间的混乱和心碎。其次，如果你还没有阅读本书，那就别再去找你妈妈了，让你疲惫的心休息一下，感受一下失去的悲伤吧。为了达到疗效，你需要一个了解这种特殊疼痛的人，以及一个经过培训并致力于健康依恋的临床医生来陪伴你。你的痛苦来自关系创伤，只有健康的人际关系体验才能治愈它。

当你发现了内隐记忆（可能发生的事情），你享受母爱关怀的故事将带来更大的爱自己和保护自己的能力。这种治疗包括整合内隐记忆，形成一个关于你和她的关系的连贯叙述。

当你意识到这一点时，你可能需要新的行为来保护自己。对你们中的一些人来说，"脱离"母亲是治愈"三度母爱饥渴症"的措施之一。你们可以先分开 30 天，在电话、短信和社交媒体方面与她断绝联系……在任何她能看到你或与你有联系的地方。当你练习新的边界感，为自己创造安全感的时候，你基本上可以从自己处于精神分裂状态的大半人生中走出来。从持续的精神分裂中解脱出来，意味着你要面对隐藏的情绪。这个时候请记住你的目标是什么：你正在自己的内心建立安全型依恋，这是你在性格形成时期所缺失的东西。你正在创造一个内在的"家"，在那里你可以收获安全和被爱的感觉。

在治疗过程中感到恐惧、愤怒、孤独是很正常的。如果你有时觉得自己是个坏女儿，我希望本章可以帮你停止这种想法，并且减轻你的负担。

记住，别人已经在你之前走过这段旅程了，为你铺平了通向新的、稳定的自我意识的道路，让你没有了来自不健康的母性接触的持续失望、心痛和背叛。当你的身体感到安全时，整体的情绪反应就会减弱。你会在噩梦或与你爱的人争吵后恢复得更快。渐渐地，精神分裂的感觉对你失去了控制。于是，你的痛苦减轻了。在一个值得信赖的人生导师的帮助下，你会建立起灵活的人际关系。心痛一直陪伴着你，现在它该下岗了。在这个新的大脑空间里，你可以更好地决定如何及何时与母亲联系，以及究竟有没有联系的可能性。

生活在未经治疗的"三度母爱饥渴症"当中，就是生活在创伤中。面对创伤会让人感到危险和恐惧。阻止疼痛是大脑对创伤的同情反应，因为它分割了记忆，也让生活变得无色无味，感受真正的快乐或寻找生命的意义变成了一种挣扎。

现在你有了更多的觉知，治愈可以更加深入了。当你释放隐藏的情感并与他人一起体验新的温暖时，你就开始找回失去的母性关怀了。

第九章

治愈"母爱饥渴症"

——寻找"神仙妈妈"，重拾温暖与感动

出于好奇心，你可能会在本章中寻找治愈"母爱饥渴症"的答案。出于沮丧和渴望，你可能想要解决方案。我明白这点。你想让痛苦停止，你已经受够了痛苦，你希望某人或某事能让你的感觉好一点儿。

在治愈"母爱饥渴症"的过程中，按照自己的节奏走很重要。周期性的暂停或后退是很常见的。有时，你可能会想，你到底有没有进步，或者你的逆袭是否在某种程度上背叛了你的母亲。你们中的一些人可能会等到你们的母亲去世后再做这项工作。没关系。无论何时何地，你决定怎么做，都取决于你自己。你现在是"心的重建"的建筑师了。

当你面对这种伤害时，感到害怕是很自然的。寻求帮助可能特别困难，因为允许别人支持你，会让你陷入脆弱的境地。即使你准备好接受指导，你和专业助手之间的权力不均也会提醒你潜意识里的恐惧：如果有人真正了解你，他们可以操纵和控制你。由于这些原因，找到一个理解依恋理论的治疗师，让她温和地调节你的治疗过程，是至关重要的一步。

随着我们对大脑的了解越来越多，新的工具不断涌现，可以帮助我们重新连接遭受创伤和逆境影响的区域。治愈一颗破碎的心有了新的希望。治愈"母爱饥渴症"，意味着你有机会获得早年错过的安全型依恋。当你周围存在健康的人际关系时，这个治愈过程会更快，新的内在安全感也会因为你的努力而增长。

治愈"三度母爱饥渴症"有它自己的节奏。每当一首熟悉的歌曲、一股特殊的气味、一个假日或一个恍惚的想法触动伤口时，心碎就会出现。在心碎时分，请扪心自问：是什么让你受伤？你渴望爱吗？你感到害怕吗？你感到迷茫吗？如前所述，"母爱饥渴症"有一个程度分级，这与你所缺失的母爱三要素有关。虽然治愈"母爱饥渴症"没有魔法公式，但可以确定的是，你的感受可以指导你如何开始或从哪里开始。你需要多长时间才能感到安全，这取决于你失去母性抚育、母性呵护或母性教导的严重程度。如果你错过了这三大元素，治愈和康复可能需要更长的时间。

除了大多数章节末尾的治疗练习之外，本章还有一些额外的指导方针，帮助你在自己和他人面前保持更多的安全感。

- 查明你缺失的首要母性需求是什么。你是否渴望得到某个特别的人的关爱和美好时光？你需要更多的母性抚育。你经常感到焦虑和害怕吗？你需要更多的母性呵护。你是否感到缺乏灵感或迷茫？你需要更多的母性教导。

- 理解我所说的"渴求道歉之痛"（后文中有详细介绍）。

- 理解被剥夺的悲伤。

- 发现拥有一位"神仙妈妈"的好处。

- 寻求专业支持。无论你处于"母爱饥渴症"的哪个阶段，称职的依恋专业治疗师都会帮助到你。如果你正面临"三度母爱饥渴症"，那么你很有必要寻找一位熟悉心理创伤的治疗师。

赚取安全感

你生来就能从疾病和伤害中痊愈，但在你找到问题出在哪里之前，你的大脑并不确定到底该怎么做。说出"母爱饥渴症"的痛苦，就等于给你的身体一个指南针，引导你内在的智慧。你的身体很欣赏这点。现在，通往幸福的障碍已经被移除，你可以专注于努力去"赚取安全感"了。无论你的主要依恋类型是回避型、焦虑型还是紊乱型，赚取安全感都能缓解你的心痛，它来自你内心深处的一种联系。如果你正在治愈"三度母爱饥渴症"，那就找一个投身于你的心理健康和幸福的人。

要想赚取安全感，你就要找到自我培养的新方法，建立真正的保护机制，并且为你的性格形成时期编造一个连贯的故事。我知道，这听起来没有人情味儿，并且费时费力。事实上，尽管有可能创造一种更健康的依恋方式，但在你的大脑中培养新的通路需要你付出相当大的努力。就像开始一项新的日常锻炼一样，最初的几天是最糟糕的。你累了，失去了平衡感，不确定这样做是否有效。但是，通过练习，你会获得力量、动力和信心。治愈"母爱饥渴症"的过程也一样。

当你想到未来的工作时，你可能会感到不满。没关系，怨恨是正常的。在工作、学习或照顾别人的时候，赚取安全感是一件很难的事情。这似乎是个不公平的负担。而且，读到这些内容，你可能会觉得很累，还可能会感到困惑，因为缺失的母性三要素深深地埋藏在保护性失忆症之下。你可能会思考自己错过了什么。如果你不确定，现在是寻求支持的好时机。你缺失的需求正在等待关注，但是，在语言或外显记忆之前，早期母性信息就已经在你的心上留下了烙印，因此比其他信息更隐蔽。一个受过创伤训练的躯体治疗师，可以帮助你发现这些遗失的宝藏。

治愈"母爱饥渴症"并不总是需要临床支持，就像减肥并不总是需要教练或健身房一样。但如果依恋理论之父约翰·鲍尔比在这里，他可能会鼓励你无论如何都要去看心理治疗师，因为"治疗师的角色类似于母亲——她为孩子提供了探索世界的安全基础"。

心理治疗为什么有效

要想赚取安全感，就必须找回之前缺失的母爱三要素。为了帮助你的大脑做到这一点，你需要回顾一下自己的历史。你是怎么来到这个世上的？回想一下你和你母亲最早的记忆。她对你深情吗？当你害怕时，你能依靠她吗？你觉得她幸福吗？她激励你了吗？了解你自己的故事，这样你才能接触到缺失的记忆碎片，并且把它们拼凑起来。用一个故事来解释你的行为和感受，为新的决定、梦想和目标注入能量。重新关注是你的依恋类型正在愈合的迹象。

心灵治愈就是你先了解自己缺了什么，然后用正确的成分去填补你空虚的灵魂。我们不能改变我们并不知晓的事物。知晓有两种方式：认知和情感。阅读和学习"母爱饥渴症"是一种认知。这是你的左脑在运作。认知意识是第一步。

但是，为了创造持久的改变，你必须感受到创伤——那种渴望得到母性抚育、母性呵护或母性教导的令人作呕的空虚感。如果没有人提供帮助，我们大多数人都感受不到这种痛苦。我们一生都在保护自己，我们的大脑不会轻易放手，除非我们得到了安全和支持。你可爱的大脑正等着你去找一个人生导师，就是除了帮你找到自我之外没有其他目的的那个人。

"母爱饥渴症"是一种右脑创伤。右脑的语言是通过身体对身体的交流来表达的，包括眼神交流的质量、声调和反应的节奏。莎拉·佩顿在《你的自我共鸣》中写道："通过与称职能干且训练有素的临床医生进行非语言交流，右脑'从音乐中得到治愈，而不是从人们之间传递的语言中得到治愈'。"这就是心理治疗的工作原理，也是我希望你能找到一个支持性指导的原因。但这也是健康的联系方式。如果你有一个亲密的朋友或一个值得信赖的伴侣，那么，某些形式的"母爱饥渴症"可以在没有专业支持的情况下治愈，因为人际关系型创伤正在接受人际关系型关怀。

弥补缺失的母性抚育

如果你不习惯被母性抚育，当你开始用健康的方式照顾自己时，你会感觉很奇怪。你可能会感到不安、烦恼或厌恶。

这很正常。

这里有一些很好的方法来帮助你弥补缺失的母爱元素：

- 浸泡在浴缸或盐水槽中：水就像人类的拥抱。
- 寻找对创伤敏感的常规的躯体疗法。
- 练习恢复性瑜伽来缓解困在你身体里的情感创伤。
- 当你睡觉或在沙发上休息时，试试重力毯吧。
- 听听正念播客，比如塔拉·布莱克的禅修练习，或者克里丝塔·蒂皮特（Krista Tippett）的电台节目《生命》（*On Being*）。
- 走进大自然，在那里，沉默可以找到你。
- 点燃你最喜欢的香薰蜡烛。
- 晚上喝不含咖啡因的花草茶。
- 可能的话打个盹儿。抱着柔软的东西蜷缩起来，比如喜欢的枕头或宠物。
- 能睡就睡吧，但如果睡觉是一种回避问题的方式，那就试着用其他方式来滋养自己。小孩子再贪睡，也不会睡一整天。

如果你的母亲在世，你可能很想让她抚育你。但是，如果在你小的时候她不能给你爱或温柔，她可能现在仍然做不到。想要她抚育你,是一种天性的冲动。治愈"母爱饥渴症"的步骤之一,可能意味着你暂时不要去找她,至少在你找到与自己相处得更健康的方式之前,不要去找她。

21 天排毒与自我交流

在这 21 天里,我鼓励你不要经常接触你的母亲(或者想念你的母亲)。为了达到这个目的,你需要实践健康的养育,避免给你的母亲发短信、与你的母亲聊天,或者和她在一起。在接下来的三个星期里,试试下面的方法:

- 像喂小孩一样喂自己,避免糖、咖啡因和加工食品。

- 当你萌生想法和感觉时,记录下来。这是困难的治疗任务之一,也是必不可少的步骤之一。

- 把睡眠放在第一位。

- 限制你对社交媒体的接触。管住自己,只在必要的工作时间查看邮件。

- 练习独处,不要伴侣和其他的家庭成员陪伴,没有朋友需要招待和安慰,没有人分散你的注意力。试着以一种有意识的、当下的方式练习独处。

- 晚上把电子设备收起来。如果你用手机收听睡眠或冥想播客，设置为飞行模式或"请勿打扰"。

- 如果这一切看起来都是不可能的，而你不断地伸手去找你的母亲，却发现自己又一次受到伤害和失望，那就去寻求注册治疗师的帮助。如果你现在有上瘾的习惯，那就考虑加入一个后援小组。某些后援小组在举行当地会议的同时也进行电话会议。我推荐以下几个互助小组：暴食者匿名协会（OA）、性与爱情成瘾无名会（SLAA）、酗酒者成年子女联合会（ACA）、嗜酒者互诫协会（AA）。

弥补缺失的母性呵护

如果你小时候没有受到母性呵护，那么你成年后容易焦虑是正常的。赚取安全感意味着让你的生活尽可能安全，这样你就可以重新设定你的基准线。你的身体根本不知道放松是什么感觉，因为你一生中的大部分时间都处于警觉状态，随时准备应对危险。

之前的母性抚育策略也有助于母性呵护，因为它们让你平静下来。但还有一些事情需要考虑：

- 避免观看暴力电影和节目。

- 关闭新闻。

- 如果你对某人或某事感觉"不对劲",听从你的直觉。

- 使用放松技巧,让你过度活跃的杏仁核平静下来(参见之前的母性抚育中的建议和鼻孔交替呼吸法)。

- 轻轻地移动你的身体。运动可以激发困倦或分裂的神经系统。

- 多和安全的人在一起。

- 听听关于依恋的教育播客,未经审查的治疗师也是个不错的选择。

- 有意识的、健康的精神分裂能缓解恐惧感。这样可以帮助你关闭大脑中负责恐惧的区域,让你的身体放松。让人快乐的电影也有助于缓解恐惧感。电影等媒体可以通过这种方式分散你的注意力,而不是让你麻木地逃避。

如果你的母亲正在陷入困境,就像我们在《野味爱情》中看到的马拉巴,那么,母性呵护包括与她建立新的边界感。为了学习如何做到这一点,你可能需要避开她一段时间。物理空间和情感空间让你以从未有过的方式体验自己的情感。让情感自由流露,你的心会教你如何做才能在母亲身边感到安全。

弥补缺失的母性教导

我们在父母的期望里艰难地长大，所以，我们中的许多人无意识地创造了一种反映父母价值观而不是我们自己的价值观的生活。父母对孩子的期望通常是公开目标和隐蔽目标的混合体，他们不会大声说出来。这些信息可能会让你感到矛盾和困惑。例如，你的母亲可能告诉你"想做什么就做什么"，但她只是鼓励你的兄弟们去追求更高水平的学习；或者你的母亲觉得你可能会在成功之后离开她，这让她觉得受到了威胁，所以她会打击你的才能。

当你觉得在你和你想要的生活之间有一堵无形的墙时，客观指导可能会帮助你。你需要一个人生导师，他能发现你与母亲（或其他看护人）之间阻碍你前进的隐藏的约定。"幸福，但不要比我更幸福""结婚吧，这样我就不用再照顾你了""赚很多钱，以后你就可以照顾我了"等，这种隐藏的约定可能是一种耳语般的内在化教训。

亲密接触练习

我想通过一个简单而有效的练习，帮助女性找到缺失的母性需求。你可以和你信任的朋友一起试试。

在潜心练习之前，我们要做一些准备工作，以便在一个安全的治疗空间里建立信任和温暖的感觉。然后，我要求我的患者把我当成她的母亲。我向她保证，我们可以随时停下来。等她准备好了，我就站起来，走到房间中央，离她大约 4 英尺（1 英尺 =0.3048 米）。下面是一个典型互动的例子：

我：你想让我回来吗？

患者：想啊。

于是，我又向前走了一步。

我：现在感觉怎么样？

患者：好一些了。

我：当我转身离你远去的时候，你是什么感觉？

患者：难过……而空虚。

我们刚刚知道，这位患者更喜欢亲密，她会从母性抚育的任务中受益，以便治愈"母爱饥渴症"。

下面看一看，当我走向一个患者，她脸部抽搐或退缩回避时会发生什么。在这种情况下，我停下来倒退两步。我在等待。我会留意她的肢体语言。如果她还是局促不安，我会再退后两步，让我们之间有更多的空间，然后观察她的脸、眼睛、姿势，继续寻找暗示。

> **我**：现在感觉好一些了吗？
>
> **患者**：嗯。
>
> **我**：很好，我们再试试别的方法。

我把我的办公椅推到我们之间，让我们之间的距离更远。我观察她的表情。有时候她坐着的姿势会下垂，或者看起来很困惑。

> **我**：对于现在的距离，你感觉如何？
>
> **患者**：太远了……我不喜欢这样。
>
> **我**：知道啦。

我把椅子放回原来的地方，又向前走，但只走了两步。

> **我**：好一些了吗？
>
> **患者**：嗯，好一些了。

我看到她松了一口气。我们找到了最佳的距离。她想和别人亲近，但又不能太亲近。

有时候，患者还没到放松的时候，我就已经走出了办公室的门。在这种练习中，如果患者需要我后退，则证明她在母亲身边可能会感到不安全，提示出她在童年时代缺失母性呵护。

我们每个人对自己想要的亲密程度，都有一个容忍的窗口。通过这个安静而有力的练习，我鉴定了患者的依恋偏好。理解你依恋类型的独特配置就像找到你内在的指南针或地图一样，可以指引你自我定义和了解对他人的感觉。定位你的依恋需求的内在罗盘会指引你做出无意识的选择。这就像发现了一颗遗失的珠宝或被你遗忘的物品，真的令人兴奋。你不想再次失去它。

为了保护这颗失而复得的珠宝，我们将讨论在这场简短的演习中发生了什么，以及这意味着什么。这样的对话疗法会激活左脑，同时加强右脑的新意识。这是整合内隐记忆和外显记忆的重要一步，让你的故事更加个性化，对你自己更有用。

渴求道歉之痛

当有人伤害了我们的感情时，我们中的许多人都成了"假装没什么大不了"的专家。我们吞下痛苦以避免冲突。或者，当有人伤害我们时，我们中的一些人会寻求报复，因为我们希望他们和我们一样感到难过。我们大多数人在很小的时候就学会了这些策略，因为当妈妈伤害了我们的感情时，她不会道歉。当我们感觉不好的时候，我们成了假装没事的"大师"。

"渴求道歉之痛"是我创造的一个术语，用来表达我对你的母亲的渴望，希望她能看到她自己伤害了你，然后说"对不起"，并且希望她表现出悔恨。你等着她道歉，希望当她意识到她做错了什么时，你的痛苦就会停止。但很多母亲不承认自己的伤害行为，也不道歉。她们不知道是怎么回事，或者不感到太羞愧，或者根本就没有同情心。

一个毫无歉意的母亲留下的遗毒就是令人难以置信的伤害。你可能认不出别人真诚的道歉，因为你在性格形成期从未经历过道歉。道歉不仅仅是一句"对不起"，但这三个字是一个良好的开端。真正的道歉包括两个方面：承认自己的痛苦和努力修补伤害行为。我们来探讨一下道歉不是什么：

- 道歉不是借口。任何一个在对你说"对不起"之后又加上"但是"的人，都会让你感到紧张。"对不起，我打了你，但是，你不要再抱怨（争论、噘嘴等）了。"或者"对不起，我对你大喊大叫（我走开了、我惩罚了你等），但是，你真的很难相处。"

- 道歉不是否认。如果有人试图说服你脱离现实，这不是道歉。这是一种避免自责的方法。例如，"真有那么糟

吗？"或者"你太敏感了"，伤害性不大，但侮辱性极
强。这种道歉让你忽略自己的感受，给伤害增加耻辱
性。当别人说"很抱歉你这么想"时，就好像是在真空
中发生的一样，用虚假的道歉来掩饰伤害的意图。这种
假惺惺的道歉不仅对你没有帮助，而且你以前受到的伤
害可能让现在的你依然义愤填膺。

- 道歉不是操纵。如果有人出于自怜而道歉，他们想要你
  的原谅，但却不值得。这可能听起来像是"我真是一团
  糟，我喝多了就控制不住（偷看别的女人，工作到很
  晚，忘了你的生日），我就是这样的人……"，这不是
  道歉。

控制欲强的母亲可能会这样道歉："对不起，我打了你。
但你真的把我惹火了。你要是那样做，我就会控制不住……"
她开始哭泣，"但我很抱歉……我爱你！请过来给我一个拥
抱。"这种道歉是有害的，把责任推到受害者身上。当母亲因
为她自己的行为而责怪女儿时，她就是在对她自己未经检验的
无能为力做出反应。她歪曲了当前事实的真相。

真正的道歉应该是这样的："我知道我酗酒让你不高兴了。
我接你放学迟到了。我一直郁郁寡欢，也不友善。这不是你的
错。我很抱歉伤害了你，我不会再喝酒了。"这位母亲看到了

自己的影响，并且尽一切努力纠正她的行为。她可能会寻求专业帮助或参加"嗜酒者互诫协会"。就这样，她通过不断的预测来修补和建立信任。她阻止了造成"母爱饥渴症"的恶性循环。

当母亲以健康的成年人的方式道歉时，她的谦逊和成熟的情感就是一个值得信赖的人的榜样。一个值得信赖的母亲会意识到自己的力量，知道什么时候会造成伤害，并去修复伤痕。然而，如果不接受治疗，施虐的母亲就没有这种疗伤能力。如果你患有"三度母爱饥渴症"，你可能永远不会从你的母亲那里得到真正的道歉。虽然你也许不想承认，但你务必要明白，没有她的参与，你也可以痊愈。她的道歉当然会让事情变得容易些，但这未必能修复你那颗破碎的心。

如果你的母亲还依然健在，你会很难放弃渴求她道歉或改变的希望。与其面对现实，不如等待道歉，因为这样似乎更容易。请把这看作是一种能力。等待她的道歉延迟了你哀悼童年损失的能力，也填补了缺失的部分母爱，让你开始享受人生。等待可能是治愈的最大障碍。必要时就得直面悲伤。

理解悲伤

在治疗实践中，我经常听到主人公被遗弃的令人心碎的悲剧故事。嘲笑、忽视和其他有害形式的母性虐待加起来就是贯穿一生的悲伤。虽然这些故事都是独一无二的，但它们都有一个令人难以忘怀的相似之处：夹杂着永恒的等待和期望，"母亲得有母亲的样儿"。对慈母的幻想隐藏在了寻找某种东西来填补无名的空虚之后。

病态渴望是人类天性的产物。保护机制是用来连接我们的希望的电缆，即使有足够的证据表明改变不会到来也无妨。所以，我们希望改变，而不是感受真实。我们的大脑用"情感眼罩"来保护我们，直到我们准备好并能够面对失去母爱的遗毒。我们要么忙于安排完美的生活，要么因琐事太多而麻木，我们发现"母爱饥渴症"的悲伤太容易避免了。这样，失去母爱的悲伤就会延迟，直到我们得到适当的支持。

"在基本的发育阶段缺乏安全感和保障，对情感需求缺乏反应，以及对内心状态缺乏认知，可能导致我们以后生活中的精神分裂状态，以及长期的复杂性哀伤。"这里的"复杂性哀伤"，正如其名，相当"复杂"。这种与"母爱饥渴症"交织在一起的复杂性哀伤会抗拒任何特定阶段的悲伤，因此难以触及。也许也因为这是个禁忌话题，或者因为盲视背叛把它隐藏起来了。

与"母爱饥渴症"相关的悲伤需要一个参考框架，让我们每个人以复杂而独特的方式来哀悼失去的母性关怀，从而获得许可和认可。你在为失去母爱而悲伤吗？你在为这种依恋伤害对你的生活造成的影响而悲伤吗？你在为失去的梦想而悲伤吗？你在为破裂的关系和破坏性的行为而悲伤吗？你在为所有这些而悲伤吗？

被剥夺的悲伤

当父母失去孩子时，朋友和家人会团结起来提供支持。当有人在车祸中受伤或面临癌症时，社区会以食物、鲜花和探访作为回应。痛苦需要安慰，心碎需要归属感。这些努力让我们感到悲伤。然而，没有公众的认可，悲伤就会拖累你。

肯尼斯·多卡（Kenneth Doka）博士创造了"被剥夺的悲伤"这个词，用来解释一种现象——当我们经历了无法公开承认的损失时，这种现象就会产生，比如结束一段外遇时的悲伤。因为这是个秘密，本不该发生，所以没有人给予支持。被剥夺的悲伤无处可逃。当我们不知道什么是伤害，也不知道在哪里可以倾诉的时候，悲伤的过程就会冻结。

当我读到苏·克莱伯德（Sue Klebold）的回忆录时，"被剥夺的悲伤"的概念真的击中了我的心。她是科伦拜校园枪击案中一个凶手的母亲，我能感觉到她的绝望，以及她的无助和震惊。她的儿子以如此可怕的方式伤害了那么多人,她怎么能为失去儿子而悲伤呢?她能向谁求助呢?在悲剧发生后的几个月里,克莱伯德觉得自己像一只受惊的动物,瘦了 25 磅(1磅 =0.45 千克)。她经历了恐慌发作,并且拒绝了乳腺癌的化疗。孤独和恐惧让她理解了儿子的自杀倾向。冰冷的悲伤让她想一死了之。

虽然我直觉上感觉到悲伤的棘手性,但多卡博士的"被剥夺的悲伤"概念帮助我从认知上理解"母爱饥渴症"是如何及为何如此令人麻痹的。没有地方谈论这种伤害,公众对此也知之甚少。即使是现在广受推崇的 ACE 问卷也没有列出虐待型母亲或恐吓型母亲(包括目睹自己的母亲被虐待的过程,这说明我们可以将母亲视为受害者,而不是施暴者)。说来也正常,被剥夺的悲伤就这样被嵌入"母爱饥渴症"的内在结构中;冻结的悲伤就是"母爱饥渴症"的本质。

在心理学领域,"正常"悲伤的概念告诉我们,悲伤发生在可预测的阶段,最后以决心为终点。相反,心理专家们认为,"非正常"悲伤并没有经过可以预测的阶段。它一直停留在哀悼模式中,具体表现如下:

- 抗议:争吵或提要求,以及愤怒的爆发。
- 憔悴:长时间哀悼,被失去的惆怅所困扰。

- 绝望：沮丧、无可救药、听天由命。
- 脱节：精神分裂，冷漠的哀悼。有时会出现上瘾症状、
  行为或物质的介入，但根本没有发生哀悼的过程。

因为患有"三度母爱饥渴症"的女人都处于非正常悲伤
的泥沼，她们陷入了抗议、憔悴、绝望、脱节等各种模式。这
些症状对我来说并不反常。事实上，这些特殊的悲伤症状非常
普遍，所以我给它们取了个名字。例如，渴求道歉之痛是憔悴
阶段的一部分。明确"渴求道歉之痛"的含义，有助于女性摆
脱"妈妈最终会说对不起"的幻想，还有助于女性避免将渴求
道歉的痛苦转嫁给配偶、朋友或成年子女。

让自己沉溺其中

与"母爱饥渴症"同行，就像是被困在愤怒和渴望的牢
笼里。就像苏·克莱伯德一样，有时你会吃不下，有时你吃得
太多会感到恶心。这些都是正常模式。当你痊愈的时候，你小
时候不能感受到的情绪会慢慢升起。有时，悲伤会让人感到焦
虑或愤怒，而不是悲伤或绝望。允许自己感受这些情绪似乎是
错误的，而且这会让人迷失方向，因为我们天生就会避免情绪
上的痛苦。此外，我们的文化背景期望我们能迅速摆脱消极情

绪，还让我们没有时间悲伤。

迪娜·吉尔伯特森（Tina Gilbertson）在其著作《亲爱的，你为啥要和坏情绪躲猫猫呢》（*Constructive Wallowing*）中分享了一个治愈"母爱饥渴症"的有用的工具。她让我们沉溺在哀伤、悲痛和绝望之中而无法自拔。我喜欢迪娜重新调整沉溺的方式，她将懒惰或自怜的消极内涵重建为一个积极有用的过程。迪娜将"沉溺"视为"沉迷"，也就是给自己的懒惰情绪留点空间和关注。虽然有些人可能认为这是"纵情享受"，但我认为迪娜是对的。沉溺是克服困难情绪的有效方法。压制沉溺感是没用的，我们只会变得沮丧，而且沉溺感会通过其他方式泄露出来。而拒绝沉溺也是没用的，我们只会进一步抛弃那个住在我们内心的小女孩，而她把她的母亲无法忍受的情感藏了起来。我们已经知道怎么做了，是时候学点新东西了。

"沉溺感"可能听起来很可怕。你可能想知道负面情绪是否会淹没你。如果你永远不下床呢？这些都是正常的担忧，但你要提醒自己，避免负面情绪实际上就是在回避自己。你要治愈来自于你的恐惧，来自于面对你的母亲没有看到和无法忍受的你的受伤部分。你要让被剥夺的感觉洗涤你的灵魂。你要直面你一直隐藏的自我。尽情地沉溺其中吧。

只要有可能，从工作、伴侣或孩子身上抽出时间去感受这些情绪吧。请给自己盖上厚厚的毯子，蜷缩起来，就像你被一位慈爱的母亲拥抱着一样。

归属感

下面是一位女士对她的治愈过程的描述：

妈妈去世三年后，我第一次没有因为她的缺席而伤心……我在社交媒体上展示了几张照片，还花了一天时间照看我的花园——大自然母亲一直很尊敬我，我很珍惜做她的管家。我有姑姑、婶婶，还有舅妈、婆婆，她们对我来说都是珍宝，我的家人会花时间用美味的晚餐来庆祝团聚时光。

找到你的归属感，可以治疗"母爱饥渴症"。没有归属感，你会默许和借用上瘾症来麻痹自己的孤独。虽然孤独可能比冒险交际更安全，但找到一个能让你暂时从自己的想法中解脱出来的地方，就是治愈"母爱饥渴症"的关键。布鲁斯·亚历山大（Bruce Alexander）对上瘾症的开创性研究使这一事实无可辩驳。在研究中，他把每只老鼠单独放在一个笼子里，笼子里有一瓶普通的水和一瓶注入了可卡因的水，这时，老鼠会喝注入了可卡因的水，然后近乎生病和死亡。然而，当亚历山大给这些老鼠找点事儿做（玩具、轮子）或给它们配一些同伴（其他老鼠）时，它们就会喝普通的水，而避开注入了可卡因的水。老鼠的大脑与人类相似，所以说，亚历山大的研究强调并正常化了人类归属感的需求。

找到一个可以让你产生归属感的地方，听起来比实际去做容易多了。你可能已经试过了。我喜欢"12步疗法"，这是自由而无偏见的归属之地。

跟妈妈"分手"

有时候，母亲的行为和不知悔恨的心态会让你感到万分痛苦，以至于你不得不离开她。跟妈妈"分手"就是最后的手段，不是为了解决"母爱饥渴症"，而是一种生存策略。你不能让自己继续和她接触了。

当你面对这个决定的时候，一定要找一个专业人士来咨询和关注，他会目睹你的心痛。决定离开母亲的行为，绝不应该发生在愤怒或试图获胜并最终感到强大的时候。相反，就像任何其他健康的边界感一样，这种程度的决定必须经过慎重考虑，并且从和平的角度出发。这并不是说，你不会伤心。悲伤是任何分离过程的一部分，而跟妈妈"分手"可能是最痛苦的分离。

"神仙妈妈"

当你从创伤性的分手或伤害中恢复时，你需要有人在你身边。当你在凌晨三点醒来后感到凄凉时你可以依赖的人是谁？在清晨醒来感到沉重时你可以做的第一件事是什么？在这些时刻，你的心会寻找一个了解并爱你的母性人物，一个不被你的恐惧所拖累的人。在这样的时刻，我的一些患者发现，偎依在"神仙妈妈"的怀抱里是有帮助的。

你需要有人帮忙才能创造出一个"神仙妈妈"。你的足智多谋将在这里发挥作用。让你的想象力帮你的忙吧。如果你不是特别有想象力，回想你还是个小女孩的时候幻想有个好妈妈而做的努力吧。你能做到的。

让自己去梦想吧。你理想中的母亲是什么样的？如果你的母亲还健在，你可能会抱着她会改变的希望，而不是去做那些需要想象力的工作。但现在你已经知道，这是一种拖延战术，也是一种避免悲伤的方法。如果你不知道如何创造一个理想的母亲，你可以探索我们历史上崇拜的女神的形象。如果你想要一个善于母性抚育的母亲，想一想古希腊神话中的女神盖亚。作为大地的母性灵魂，盖亚提供了生命和养分。她有时被称为"大地之母"。如果你想要一个善于母性教导的母亲，你可以想一想那些既智慧又凶猛的女神，比如雅典娜等。她们如何做出艰难的选择？

你还可以在其他地方寻找灵感。你在生活中发现过吸引你的女人吗？如果有，是什么吸引你走向她们？是她们的温暖、力量、自信，还是美貌？如果你想不出一个人物，那么，图书或电影中的人物会给你什么启发呢？也许是拥有超能力的"神奇女侠"。受到爱情的启发，心理学博士威廉·马斯顿（William Marston）创造了"神奇女侠"。他的情妇奥利弗恰好是埃塞尔·伯恩（Ethel Byrne）的女儿。埃塞尔和她的妹妹玛格丽特·桑格（Margaret Sanger）创立了现在的计划生育组织，并提供了一些避孕措施。如果你需要灵感，这个故事有很多内容。

这里的重点是允许自己的内心萌生一个深思熟虑的目标：先找到一个能带给你善良和爱的"神仙妈妈"，然后倾身去爱。当你这样做的时候，爱就会在你的身体组织里穿梭，到时候，你就会成为你自己内心的母亲，充满温柔和保护的力量。

眼动脱敏与再建

你们当中的一些人已经与治疗师合作过，应该知道眼动脱敏与再建是什么了。也许有人试过。如果是这样，希望对你有帮助，但如果对你没有帮助，可能是因为你没有找到"安全地带"。"安全地带"是弗朗辛·夏皮罗（Francine Shapiro）设计的原始医疗方案的一部分。虽然在"安全地带"开始眼动脱敏与再建是一个行之有效的策略，但对于那些不知道"安全地带"到底是什么感觉的人来说，它可能是一个障碍。

几年前，我用眼动脱敏与再建帮一位患者植入"神仙妈妈"记忆，我发现标准的眼动脱敏与再建医疗方案阻止了这个过程。事实上，这种情况一次又一次地发生。很多患者找不到"安全地带"，没有母性呵护的女性往往没有安全感。要求她们找一个"安全地带"，似乎会为她们带来不必要的沮丧或羞愧感。回避型患者很生气，决定跳过眼动脱敏与再建。更多焦虑的患者试图取悦我，但医疗方案陈腐而冷漠。几次失败之后，我也很沮丧。我决定看看眼动脱敏与再建在没有"安全地带"的情况下是否能起作用。结果很奏效！真是收益颇多，不容忽视。我悄无声息地取得了很好的成绩。

参加 2017 年眼动脱敏与再建国际协会会议时，马歇尔·维伦斯基（Marshall Wilensky）博士和凯蒂·奥谢（Katie O'Shea）硕士的成果引起了我的注意。他们的工作报告《当安全地带无法发挥作用时》（*When Safe Place Doesn't Work*）让我大吃一惊。阅读他们的报告验证了我在治疗患者过程中获得的有关"安全地带"的经验，也让我了解了胎儿在子宫内与生母联系之前的一小段时间。在怀孕后的前五六周，原始的神经系统已经就位（四周后我们就有了大脑），大约有 10 万个神经元在活动，因此，在我们依恋生母之前的一些经历可能储存在我们的身体和思想里。也许他们认为，在依恋一个焦虑的、矛盾的或不开心的母亲之前，在那个小窗口里，可能有一种关于安全感的身体记忆。

现在感觉好多了，我毫无歉意地修改了有关眼动脱敏与再建的标准，让患者重拾信心，相信可能存在内在的安全感。又过了一年，我遇到了专注于依恋型眼动脱敏与再建的劳雷尔·帕内尔（Laurel Parnell）博士。她验证了为什么计数疗法（每次呼气计数 1 次，这也是传统眼动脱敏与再建疗法之一）对我或我的患者不起作用的原因。这种辅助性的指导真是太有用了。如果你之前放弃了眼动脱敏与再建，你可能会去找帕内尔培训过的临床医生再试一次。

长期关系创伤

当身体成为战场时，紊乱型依恋的模式会持续下去。获得安全感需要付出更多努力，而不是治愈温和形式的"母爱饥渴症"。如果你是"三度母爱饥渴症"的受害者，首先，你需要找一个为你的幸福投资的人，建立一段安全的关系。帕特丽夏·A. 德扬写道："长期的关系创伤会给我们的心灵留下不可磨灭的印记。""三度母爱饥渴症"是一种长期关系创伤。那"抹不掉"的印记就是你心坎上的疤痕。这就是为什么你需要一个称职的人生导师来帮助你。如果没有安全的关系，"三度母爱饥渴症"造成的创伤是无法治愈的。这种关系的缺失解释了为什么女性患者住院也得不到改善。

从根本上说，治疗这个无法言说的伤口，必须首先关注紊乱型依恋，而不是创伤，因为破裂的母系关系就是创伤。与一个值得信赖的成年人建立一段安全的关系，才是治疗的根本。一旦建立了安全的关系，创伤治疗甚至变得没有必要，因为依恋愈合就是创伤愈合。

这种复杂的依恋愈合过程需要一个熟悉创伤的治疗师，这个人可以和你一起安然迷路，体验你的身心迷惑与紊乱；这个人能够忍受你所经历的深度悲伤。只有当你的身体感觉到有人正在和你一起深度体验依恋的疯狂时，你才能回归你自己。

把母爱带回家

每个为母亲寻求支持的女人的体内都住着一个小女婴，我要学习她们世界里的语言。我的患者不关心我开什么车、我住在哪里，或者我是否吃谷蛋白（不过，一开始，她们中的一些人会在乎）。当我们开始治疗的时候，她们最需要我全神贯注，注意她们脸上的每一个微动作，并且做出相应的反应。我不是每次都能做对。但是，当我错过了一个暗示，并且在我与她们之间出现了短暂的分裂时，这就是一个修复的机会，可以展示一个有爱心的女人为这段关系的幸福承担责任时的模样。这就是对症下药，也是心理创伤治疗师能提供的最佳疗法。

治愈"母爱饥渴症"是一个不符合逻辑的动态过程。然而，我发现，放弃终极目标的想法对我很有帮助。你不需要这种压力。就像渴求道歉之痛一样，幻想就是作茧自缚。即使你使尽浑身解数，你的生活开始好转，也会有悲伤再次找上你，如母亲节那天。对很多成年女儿来说，母亲节是个特别可怕的日子。下面是我收到的一封电子邮件，它捕捉到了许多女性的感受：

凯莉：你好！

谢谢你邀请我写信给你。我讨厌母亲节。我自己的母亲对卡片、礼物及电话总是贪得无厌，没有一样能配得上她。每年的这一天都是失败的开端，我很害怕。我30多岁的时候成了继母，从此，母亲节变得更糟糕，因为三个孩子和他们的爸爸出去了，或者我们都去给他们的生母买礼物和卡片。我觉得自己像个冒牌货和赝品，一边参与忙乎，一边想"这不是我的分内之事吧"。

我没有自己的孩子，每年我都需要做好准备，我的继子女可能会发短信或打电话，也可能不会搭理我。这是孤独的一天。如果我出门，遇到杂货店职员、餐厅职员或店主祝我母亲节快乐，我会恭敬地微笑，但内心却觉得自己像个骗子。我自己的母亲曾经说过："有继子女，但不算是真正的母亲，对吗？"今年完全出乎我的意料，而且由于病毒的存在，这一年变得格外艰难。明年我会准备得更好。

当悲伤重新涌上心头时，这种感觉可能会让人灰心丧气。你也许会认为，这是你没有康复的迹象。但事实并非如此。这种持续的悲伤是"母爱饥渴症"的一部分，它与所谓的"暧昧的损失"有关。如果没有快速而无痛苦的解决方案，你就很难面对问题。然而，缺乏完整的结局，是被剥夺的悲伤和"暧昧的损失"的本质，而不是病理症状。

不要期待你的心脏能摆脱周期性的疼痛，要注意那些你不再被羞愧所掩盖的时刻。虽然这个伤口可能永远不会完全愈合，但当你弥补缺失的母性关怀，将痛苦转化为目标时，你将获得内心的平静。这样，你就更能忍受那些不可避免的黑暗日子了。我发现帕特丽夏·A.德扬关于有毒的羞耻感的著作对治疗很有帮助。她说，我们可以变得有韧性。羞耻感是可以改变的。这种转变发生在一个亲近的人身上，而这个人可以调节我们的神经系统。

"母爱饥渴症"也是如此。

当你努力弥补失去的母性抚育、母性呵护与母性教导时，请记住，这是一个持续的过程。你正在构建一个新的大脑，就像任何新的程序一样，你需要时间才能感觉到效果。请不要一个人做这些事情。你一个人待得太久了。你的身体就是为了幸福而生的，但我们是关系型生物，我们需要与他人联系。治愈"母爱饥渴症"可以带你回家，找回你自己，不过，如果你的家周围有一个村庄，那就真的受益无穷了。

重拾破碎的梦想和目标

这是一个有趣而富有成效的方式，可以帮你确定自己的愿望和梦想。首先，让我们的大脑做好准备。

想想你迄今为止取得的四项重要成就。你最自豪的成就是什么？（例如，戒酒、完成学业或搬到一个新城市，都是重要的成就。）

_____

_____

_____

你表达创造力的四种方式是什么？（制订饮食计划、招待朋友和家人，或者创作音乐和艺术，这些只是想法而已。）

_____

_____

_____

_____

是什么赋予了你生命的意义？列出四件能让你早上起床的事。（试着想想那些能让你微笑的事物，如你的宠物、上瑜伽课或喝一杯咖啡。）

_____

_____

_____

_____

现在你的大脑已经为下一步做好了准备。

想七个词来形容你自己，如幽默、美丽、有适应力或有创造力。（这是感觉最像你的"自我"，而不是担心别人怎么想的"自我"。）

_____

_____

_____

想想你喜欢做的让你有目标感和意义的七件事。（如果你需要一些创意，可以回到开始的三个事项清单。）

_____

_____

_____

_____

现在你想到了 14 个形容词，请挑出你最喜欢的三个。（例如，描述自己的形容词可能包括强壮、漂亮、执着、有趣、安静和聪明。但现在挑出你最喜欢的三个，如有趣、执着和漂亮。）

_____

_____

_____

_____

现在挑出你最喜欢的三项活动。（例如，阅读、烹饪和编织。）

_____

_____

_____

_____

现在是压轴环节：让我们把这些关键词组合起来并加以运用吧。从每个类别中选出你的前三名的词语并造句。（比如，我有趣、执着、漂亮，所以，我会阅读、烹饪和编织。）

当你学会了造句，就把这些句子当作你内心生活的指南针吧。这可以为你的选择和决定提供指导。

你的日常工作中有多少时候折射出这些句子的真谛？10%、30% 或 60%？

你能做些什么来提高这个比例呢？

你的生活越能反映真实的自己，你就越不需要用不良行为或危险人物来填补空虚。

_____

_____

_____

_____

第十章
母性与"母爱饥渴症"

——神奇的魔法开关，妈妈的心法助阵

我喜欢在人生的各个阶段与母亲们一起工作，因为只要我们共同努力，就能阻止"母爱饥渴症"代代相传。如果你正在阅读本章内容，并因为你的孩子已经长大而感到遗憾，那么请放心，你的治愈会在任何年龄对他们产生积极的影响。这并不是因为你告诉你的成年子女你正在做的事情。事实上，他们很可能不想或不需要听到这些。这是因为，在治愈过程中，你的说话方式、面部表情甚至身体动作都发生了变化。积极地说，你的身体向你周围的每个人传递安全和舒适的信息。补充失去的母爱元素可以改善你爱自己和他人的方式。

　　我发现，能够摆脱"母爱饥渴症"的痛苦的女性会成为非常体贴、充满爱心的母亲。一次又一次，我目睹了成年女儿和母亲之间破裂关系的转变。正如我前面所说的，因为我们永远不会放弃对母亲的渴望，女儿们总是感激母亲的努力。那些已经有孩子的人应该受到鼓舞。当你们从"母爱饥渴症"中恢复过来时，你们的努力就会转移到你们的孩子身上。

从婴儿开始

如果你想当个母亲，请注意本节内容。事实上，关于"母爱饥渴症"的深层探索，值得单独写一本书。但就目前而言，这一小段可能也会有帮助。

我想强调的是，你的孩子需要的母爱三要素（母性抚育、母性呵护与母性教导），你本人也需要。要抚育好孩子，你也需要来自朋友和家人的抚育。为了呵护你的宝宝，你也要呵护自己的安全。由于你对孩子的期望可能与你的母亲对你的期望不同，你也需要其他母亲的教导。比如，支持你对孩子的期望的母亲；为你想要温柔体贴的愿望喝彩的母亲；自己走过了这段旅程的母亲。

请放心，即使患有"母爱饥渴症"，如果你听从母亲天性的指导，你也能自我抚育得很好。我将分享一些有用的想法，以揭示关于婴儿护理的主流文化中被误导的信息，这样你就有更多的重要选择。

最近，一个患者和我分享了一个令人兴奋的方法，在此我送给那些对纠结于要不要孩子的女性："思路清晰的母性指导"。这种类型的指导帮助女性克服文化压力和代际期望，找到自己的真相，了解做母亲是不是她们最好的选择。有孩子会改变生活，当然这不是对每个人都适合。我们很有必要支持这个重大决定，因为来自多个方向的压力使这个决定更加困难。

"母爱饥渴症"经常会改变你基于身体的育儿指导系统。特别是那些患有"三度母爱饥渴症"的人，对孩子的纯粹爱的感觉可能极度陌生，并且会有焦虑和精神分裂状态，以及会产生强烈的抚育与呵护的欲望。这些两极分化的情绪可能会让人非常困惑，并且可能压倒亲密关系和感情依恋的过程。我们要试着预见这一切，知道这是正常现象。

心理治疗专家苏珊·福沃德（Susan Forward）博士说："没有什么魔法能让女性，尤其是有问题的女性，突然和她的孩子建立亲密关系。"不过，这里有一点是事实，尤其是如果你患有"三度母爱饥渴症"，那你确实拥有一个魔法开关——催产素。你的天性给了你需要的东西，让你和你的宝宝建立亲密关系。不幸的是，我们的文化并不支持这种强大的依恋天性和过程。外界的要求给你带来了难以置信的压力。当一些专家介入并改变你顺其自然地成为母亲的方式时，问题就出现了。睡眠训练专家告诉你，你的宝宝可以自我安慰，你的宝宝需要与你分离，或者你的宝宝需要休息；这些人不关心依恋现象。他们糟糕的建议可能会阻碍你接近天性使然的魔法开关，阻碍你和你的宝宝需要的抚育行为的发展。

催产素：天生的魔法开关

就像其他哺乳动物一样，我们在生理上与我们的孩子紧密相连。生物学提供了强大的神经化学支持，帮助我们成为母亲。回忆一下你最后一次与某人亲密接触的情景。你觉得温暖吗？充满希望吗？

亲密关系之所以令人愉快，是因为催产素在起作用，创造了一种积极的体验，你会一次又一次地想要这种体验，不是因为你需要，而是因为你是人。催产素有时也被称为"爱的激素"，是一种强大的神经递质，当你与你爱的人相拥、体验高潮、分娩或哺乳时，它会充斥你的身体。男性和女性都有催产素受体，可以促进情感联系。如果女性分娩或哺乳，就有更多的机会体验催产素，但即使没有这两种体验，亲密接触、托抱、搂抱和照顾孩子都会诱发催产素。

催产素能让一个成年人变成父母，让你从少女变成母亲。为一个脆弱的完全依赖他人的小生灵的幸福负责，是一项了不起的事业。你会改变，而改变是个痛苦的过程。即使我们想要改变，实际可能也会抗拒改变。抗拒改变的特殊机会只会让母性变得更难。请拥抱这个机会，停下来，放慢脚步，保持好奇心，调谐自己的变化和孩子的需求。

如果你小时候经常被喂奶和拥抱，那么，你会比没有被悉心照料的人更容易适应这一新的改变。如果你没有一种被关心的内在感觉，就像是被以一种敏感且调谐的方式照顾着一样，那么，当让你去照顾一个婴儿或蹒跚学步的孩童时，你所尝到的那种滋味就会既不自然又令人恐惧。在这种情况下，你要知道生物学是站在你这边的。让母亲的天性引导你去倾听宝宝对舒适、食物和亲密感的暗示。

尽可能多地抱着你的宝宝，这样你就打开了母性的魔法开关。催产素的分泌依赖于此。没有必要担心会产生一个过度依赖的孩子。婴儿不会被宠坏的。一个经常被触摸的婴儿会长出更大更好的大脑。亲近婴儿的母亲会长出一颗母性的心。催产素和催乳素（一种产奶激素）的专属作用就是让你慢下来，这样你就可以和你的宝宝建立亲密关系。你听说过的或现在可能感觉到的"妈妈脑"是一种有目的的嗜睡状态；这是大自然的馈赠，它让你放松，与你的新生儿在一起。关于这些强大的激素的更多信息，请参阅第三章。

表观遗传

有毒的压力、几代人的性物化、缺乏支持和未解决的"母爱饥渴症"，让许多母亲失去了表观遗传的智慧，使她们无法从少女变成合格的母亲。由于大多数表观遗传是通过母系遗传的，你的母亲的故事会影响你。她只能给予她所拥有的。表观遗传学告诉我们，我们继承了祖先的适应力和创伤。

新妈妈需要和婴儿一样的照顾：抚育、呵护、教导。在某种程度上，你们这些"母爱饥渴症"患者就像你们的新生儿一样脆弱，因为在你们进行强大的转变时，你们没有得到你们需要的母性支持。为了阻止"母爱饥渴症"的传播，你在花必要的时间和你的新生儿建立亲密关系的同时，也让你自己置身于一个接受抚育与呵护的团队之中。在头三年里，早期抚育和安全的生活是抵御逆境和压力的最好保险（对你和你的新生儿来说，雇用一位产后助产师是一个很好的开端）。

分娩之痛

在北美地区，很多女性在分娩之前都没有目睹过先例，所以自然分娩的过程对她们来说是奇怪而可怕的。如果你正在准备生孩子，了解你迷人的女性身体有助于在孩子出生之前建立信心。知识就是力量。

催产素可以帮你减轻分娩过程中的痛苦。在分娩过程中，随着宫缩的增加，催产素也会增加。催产素同时减少了你的羞怯，帮助你适应分娩的节奏。

不幸的是，生物学还没有开发出足够强大的催产素配方来对抗医院里可怕的声音、有害的气味和令人不安的灯光。恐惧使分娩复杂，促使肾上腺素和皮质醇产生神经网络级联反应，这对分娩非常不利。这些激素是或战或逃反应的必需物，但在分娩时会产生反效果。

女性不应该在贫瘠而混乱的环境中分娩。研究表明，我们在熟悉的环境、昏暗的灯光和柔和的声音中分娩会更好。我们也需要其他女性的存在，我指的是那些冷静、自信、有爱心的女性。出于这个原因，我希望你考虑医院的备选方案，如分娩中心、助产士和助产师。助产师的日益普及是一个令人鼓舞的趋势。助产师是在分娩期间和分娩后安慰、鼓励和帮助你的一种伴侣。助产师与医疗提供者和助产士一起工作，但他们的唯一目的是支持母亲。研究表明，有助产师在场，能促进催产素的释放。有了助产师在身边，分娩就不那么可怕了，你也有了更好的机会和你的宝宝尽早建立亲密的关系。

母乳喂养

母乳是专门为新生的小宝宝而产的。当你的孩子的免疫系统还很脆弱的时候，你的母乳可以保护他免受疾病的侵袭。母乳调节新陈代谢，促进新生儿大脑快速发育。经常母乳喂养能让宝宝平静下来，也让妈妈放松下来。母乳是亲密和依恋的完美配方（绝无双关之意）。如果你打算收养一个婴儿，你可能想要探索刺激哺乳的方法，或者考虑一下，要不要从母乳银行购买母乳。

比起"母乳喂养"，我更喜欢"哺乳"这个词。因为，哺乳要通过奶瓶或乳房实现。这不仅仅是喂养。哺乳就是托抱、拥抱、唱歌、清洁和照料。哺乳就是抚育。

虽然母乳的好处是众所周知的，但大多数医生并没有接受过足够的培训来支持你完成这个神奇的过程。所以，如果你想给宝宝喂奶，下面是一些你需要明白的有用建议：

- 大多数婴儿在出生后的 48～72 小时都不是很饿，所以他们的吮吸反射可能不够强烈，无法正确地吮吸母乳。

- 当乳汁流入时，你可能会感到乳管堵塞和疼痛，这很正常。当这种情况发生时，会很疼。请提前征求助产士、助产师、国际专业泌乳顾问或母乳会志愿者的推荐方法。

- 催乳素是促使身体分泌乳汁的激素，它依赖于供求关系。皮肤接触和频繁的哺乳可以促进催乳激素的分泌。对乳头和皮肤的刺激越多，泌乳量就越多。

- 经常和长时间的哺乳可以促进你放松身心，让你的宝宝有最好的机会接触到母乳。乳汁中乳脂丰富的部分在喂养过程的后期才会出现，其可以刺激婴儿的大脑发育。

- 几个世纪的基因编码，让你的宝宝和你的身体亲密无间。在出生时，你的宝宝已经能闻到你身上的乳汁的味儿，并且知道你的气味。与宝宝的亲密关系是你的母乳供应和建立安全型依恋关系的最佳状态。

分娩时遭遇疼痛折磨，加之突然产奶，如此脆弱的身体状况可能会让你崩溃。母乳喂养需要时间去学习。虽然它是生物学的反应，但并不意味着它完全是让你凭直觉完成的。你开始了一段新的关系，这段关系令人惊奇、尴尬、兴奋、困惑，有时甚至是痛苦的。如果你觉得用你的乳房哺育你的宝宝压力太大，请放心，不管你用什么方式哺育，你的宝宝都能在你的悉心照料下茁壮成长。奶瓶喂养对母亲来说是一种救赎，对婴儿来说也是一段可爱的时光，因为眼神接触和身体接触是"喂奶仪式"的一部分。幸运的是，即使喂奶不太顺利，肌肤间的接触、共享的拥抱、好玩的互动都会刺激催产素的分泌。

如果你只做到了以上建议的一点，我鼓励你在孩子出生之前联系哺乳专家、助产师或母乳会志愿者。组建一个支持团队，可以让你在分娩的最初几个月里获得最好的成功。我希望你能得到很多支持，因为如果你患有"母爱饥渴症"，哺乳带来的激素的益处是非常重要的，它能帮助你从一个只会瞎忙乎的成年人转变为一位懂得抚慰孩子的母亲。作为一个新手妈妈，你需要和你的新生儿一样多的照顾。无论你是生孩子还是领养孩子，这都是你一生中最脆弱的时期，仅次于你自己的婴儿期。你最好的指导来自于倾听宝宝的暗示。但是，在这个需要你多方关注的世界里，这可能是一个挑战。

与其听从配方奶粉公司设计的喂养计划，或者睡眠培训专家的建议，不如倾听宝宝的心声。你的宝宝知道自己需要什么来获得安全感。对一个孩子有用的东西对另一个孩子就没用了。由于母亲在子宫内的痛苦程度不同，有些婴儿比其他婴儿更难安抚。断断续续的母乳喂养节奏会导致早期喂养问题，从而影响亲密关系。如果没有足够的乳头刺激，催乳素分泌会减慢，从而减少产奶量。如果母乳喂养困难或宝宝哭了，你可能会感到悲伤或羞愧。如果你有压力，你可能会避免抱孩子，这会降低你的催产素水平。在这种情况下，你很容易陷入焦虑和抑郁的麻痹循环。这些挑战是正常的。如果你没有为你的宝宝提供足够的母乳，你可能需要更多的援助和指引。也许没有人告诉过你，给孩子喂奶是一项全职工作，或者在夜间与孩子亲密接触能增加你白天外出时的奶水供应量。这就是为什么睡眠训练（一些专业人士建议应该尽早开始这种训练）对产奶很不利，对建立亲密关系也很有压力。

打破"母爱饥荒"的恶性循环

你可能会对身为人母的现实感到困惑或震惊。失去自由、失去控制及巨大的责任可能会让人无法承受。承受"母爱饥渴症"的负担，又让这些正常的感觉变得复杂。纯粹的快乐和卑微的恐惧混合在一起，会引发一场情感危机。爱你的宝宝唤醒了你内心深处埋藏的真相，触及了你自己的匮乏和心痛。如果没有母亲的支持，这些强烈的情绪会难以控制。我希望，当这一切发生的时候，你有安全的环境和有益的人际关系来安慰和保护你。

我很高兴，你们在了解与生俱来的人类天赋，以及对你来说，拥有孩子同样需要的抚育、呵护与教导是多么重要。有了觉知、温柔和准备，你就能在抚育孩子的同时像母亲一样照顾好自己。事实上，成为母亲可能让你第一次关心自己，因为生活不再只是你一个人的事，关心自己也是对你的孩子最好的事。当你用美味的食物、睡眠和与其他女性建立联系来滋养自己时，你就停止了"母爱饥渴症"的代际传递。在任何育儿阶段，你的治愈能力都是给你的孩子的礼物，也是给世界的礼物。

母爱行动，爱的源泉

- 1991 年发起的"爱婴医院倡议"（BFHI）旨在确保所有产科设施都成为支持母乳喂养的中心——无论是独立机构还是医院妇产科。他们的网站可以引导你到你所在地区的支持机构去寻求帮助。

- "国际亲密育儿法"（API）为父母提供基于科学、以亲密为重点的建议。他们的新闻邮件是非常有帮助的。

- 达西亚·纳瓦兹（Darcia Narvaez）是一名研究人员，她的工作重点是"人类终身健康和满足婴儿的生物需求"。我推荐她的书《神经生物学与人类道德发展：进化、文化与智慧》（*Neurobiology and the Development of Human Morality: Evolution, Culture, and Wisdom*）和她的博客。

- 威廉·西尔斯（William Sears）和玛莎·西尔斯（Martha Sears）合著的《育儿宝典：关于孩子从出生到两岁你需要知道的一切》（*The Baby Book: Everything You Need to Know About Your Baby from Birth to Age Two*）是一本由医生和护士编写的优秀指南书。他俩抚养了孩子，现在又有了孙子。

- 《依恋育儿书：理解和养育宝宝的常识指南》（*The Attachment Parenting Book: A Commonsense Guide to*

Understanding and Nurturing Your Baby）是西尔斯育儿图书馆的另一个优秀资源。

- 威廉·西尔斯的《夜间育儿：怎样让婴幼儿入睡》（*Nighttime Parenting: How to Get Your Baby and Child to Sleep*）解释了夜间养育和白天养育为什么同等重要。

尾 声

——赶走心魔，享受爱的沐浴

压力让我们易怒。我们的脸绷得紧紧的，我们不笑，我们的声音听起来刺耳或脆弱。当我冒着COVID-19（新型冠状病毒肺炎）的危险完成这份手稿时，脆弱的母亲和孩子在我的脑海中挥之不去，因为我知道他们承受不了这么大的压力。如果我还每天照顾孩子，这本书就不可能出版了。它要求我找到正确的语言来描述原始的心碎是如何发生的，找到母亲让她们的孩子失望的各种方式——爱心妈妈、好妈妈和敬业的妈妈。她们是想要孩子的，也感觉准备好了做妈妈，还尽了最大的努力为人母。她们及像我这样的母亲都无法提供自己根本没有的东西。如果我在一场流行病中生育，我是不可能做到的。

撇开流行病不说，写本书是我做过的艰难的事情之一。即使我是在写一些美好的东西，如写一本烹饪书，我也会很吃力。写作真的很难。幸运的是，在前期准备阶段，我找到了盖尔·霍尼曼（Gail Honeyman）的著作《埃莉诺好极了》

（*Eleanor Oliphant is Completely Fine*）。她出色地刻画了一个被剥夺了权利、与外界脱节的女儿，阅读她的作品是我写本书的最佳支持。霍尼曼的女主角是"母爱饥渴症"的典型代表，她经历了用幻想麻痹自己的强烈需求，以及早期心碎后出现的分裂自我。

剧透警告：霍尼曼写了一个虚构的人物，却像我的患者一样真实。在故事中，埃莉诺·奥列芬特与一个素未谋面的男人发生了一段风流韵事。这是我见过的引人注目的爱情故事之一。她每周都要和她那残忍而挑剔的母亲通电话。这或许很合理，只要她的母亲还活着。她在电话里捏造的故事说明了一个女儿熬过难以忍受的悲痛和创伤的方式。埃莉诺的孤独几乎让她无家可归，这是每个女人最可怕的噩梦。从不知道母爱的埃莉诺分享了一个强有力的事实："孤独是一种新的癌症。"

在这场新冠病毒大流行期间，我们捂着脸，不让对方看到笑容，不禁想到被隔离的后果。最近，一位给婴儿和幼儿拍照的摄影师告诉我，她注意到，在过去的四个月里，让婴儿微笑越来越难了。她的观察让我想起了比阿特丽斯·毕比的研究，并且思考了婴儿凝视蒙面脸的长期影响。他们的镜像神经元失去了什么？

虽然戴口罩令人沮丧，但其他婴儿和他们的看护人一起隔离的故事则充满希望。2020 年出生的孩子进入了一个让妈妈和其他照顾者亲密无间的世界。我每天都听到父母们说，他们是如何在共享隔离区和他们的孩子找到礼物的。他们轮流照顾婴儿和蹒跚学步的孩子、做家务和负起责任。这并不是没有压力。没有人能免受大流行病的压力。但对小孩子来说，始终与成年人亲近的好处可能会有回报。

然而，家庭暴力和经济不安全因素削弱了近距离接触的好处，而生活在长期恐惧中的家庭数量惊人，这对"三度母爱饥渴症"产生了可怕的影响。医生报告说他们很关心处于暴力环境中的儿童。加利福尼亚州投资了 4200 万美元来保护那些由于 COVID-19 而面临更高的暴力和虐待风险的儿童。也许好消息是，COVID-19 使人们越来越意识到"童年不良经历"及恶性应激对孩子的影响。像 ACEs Connection、罗伯特·伍德·约翰逊基金会（Robert Wood Johnson Foundation）和艾奥瓦州 ACEs 360 等组织都投资于支持儿童和家庭的研究和行动。

在 COVID-19 期间，哥伦比亚广播公司（CBS）的《周日早间》（*Sunday Morning*）节目鼓励我去寻找关于催产素益处的完整片段。这段报道鼓励我们拥抱自己。几周后，在同一档节目中，我也做了一个关于微笑和镜像的专题。《科学美国人》(*Scientific American*) 杂志发表了《友谊》(*Friendship*) 的作者莉迪亚·邓沃斯 (Lydia Denworth) 的一篇文章，题为《隔离的孤独感会引发大脑类似于饥饿的渴望》(*"The Loneliness of the 'Social Distancer' Triggers Brain Cravings Akin to Hunger"*)。像这样的教育报告消除了孤独感带来的羞耻感，因为我们知道我们都有孤独感。流行病正在迫使孤独感走出壁橱，并且展示了我们关注彼此的需求。接下来，我希望我们能保留这些信息。

虽然不知道因新冠肺炎疫情造成的社会孤立、学校停课、经济混乱会对我们的心理健康产生什么影响，但我们知道一定会有影响。离婚率正在上升。妈妈们在工作和家庭之间的需求矛盾中苦苦挣扎。压力使我们的生物警报系统超负荷运转。在最好的情况下，我们会更加尊重那些在胁迫下照顾和善待他人的人，因为我们比以往任何时候都需要有人保持家里的卫生、食品储藏室的食物充足，以及家人之间的亲密。一般来说，这些责任落在妇女的肩上，但在长期流行病的共同压力下，性别角色偶尔会消失一下。夫妻和家庭其他成员要齐心协力，因为如果每个人都处于"或战或逃反应"状态，人际关系就会分崩离析。尊重、照顾和善待他人的本能对我们的人道主义反应具有持久的影响。

我现在没有办法准确预测，当这本书到达你手中时，世界会是什么样子。我们结成一个更强大的爱心社区吗？我们会对婴儿和我们自己的需求有新的认识和尊重吗？这种"照料和结盟"反应会让我们更好地照顾彼此吗？或者，我们会通过食物、酒精或任何我们能找到的可以改变情绪的东西来适应新的隔离吗？

我从《纽约时报》专栏作家玛格丽特·伦克尔（Margaret Renkl）的《晚期迁徙》（*Late Migrations*）中得到了安慰，也许你也可以。她说："没有什么可怕的。没有什么好害怕的。走出家门，走进春天，听听看看——鸟儿们在合唱，这是欢迎你的仪式。花儿把脸转向你，你们面面相对。去年的最后一片叶子，依然在阴影中潮湿，散发着秋的气息，成熟而朦胧。"她的回忆录讲述了大自然母亲的永恒本性，她就在我们身边。

对于"母爱饥渴症"的慰藉存在于物质世界。抚育并呵护她，让她也能抚育并呵护你。种一些植物，整理一下你的壁橱，吃一些滋养你精神的东西。关注你的心痛，与那些理解你的经历的人做朋友。在治愈期间，当你又累又怕的时候，就休息一下，回忆一句话——"没什么好害怕的"，慰藉一下自己。

鸣　谢

海氏出版社的伙伴们，感谢你们选择我的书出版。你们的支持意味着本书将找到需要它的女性。

对于每一个想要与世界分享出版手稿的作家来说，教导是必不可少的。感谢作家兼专业编辑艾米·麦康奈尔（Ami McConnell）正确地理解了本书的概念和整体使命。你的专业知识引导我的创作不要迷路。凯西·梅因（Kacie Main），谢谢你用精准的洞察力修订了第一章。科琳·卡萨诺瓦（Corrine Casanova），谢谢你帮我查资料，还为我加油。KN文学团队，感谢你们帮助我完成新书提案。谢谢玛丽·多诺休（Mary O'Donohue）帮我准备好了"媒体"。还有混搭媒体（Mixtusmedia）的詹恩，感谢你在社交媒体方面对我的指导。

呵护对写作至关重要。正当世界需要安全的避难所来躲避一场可怕的流行病时，我的家园着火了。我需要呵护。我带上小猫和必需品，然后逃到几个小时路程外的父母家。他们的呵护让我得以继续写作。

作家也需要抚育。我永远感激那些特别的人，我在办公桌前一坐就是好几个小时，是他们熏陶着我。梅林达，我的朋友，利用一切机会肯定了这个项目。虚拟助理奥黛丽·伊斯贝尔（Audrey Isbell）在我不想写本书的时候督促我继续加油。亲爱的朋友詹妮弗·阿克（Jennifer Acker）每天早上都发来充满爱意的短信，分享情感上的慰藉。玛格丽特·伦克尔（Margaret Renkl）和米莉（作家、邻居、特别的小朋友），我们每天散步都能碰到，她们会给我分享创作上的共鸣。朱莉安·迈尔斯（Julieann Myers）体会到了本书的精髓，并且向我做了反馈。罗宾·萨提舒尔（Robin Satyshur）总是抽出时间听我讲完一章内容。布里特·弗兰克（Britt Frank）鼓励我去社交媒体和看牙医。米歇尔·梅斯（Michelle Mays）打开了她的主页，浏览了我的首页，分享了编辑过程并写下反馈，提醒我出版本书的必要性。

新冠肺炎疫情暴发期间和治疗师或作家在一起，真是个残酷的玩笑。尽管身处逆境，克里斯·麦克丹尼尔（Chris McDaniel）还是把柴火备好了，零食柜也装满了，他优雅地书写情绪波动。克里斯，谢谢你给我写作的情感空间和孜孜不倦地讨论"母爱饥渴症"的海量时间。加勒特，谢谢你定期来报到。你的人生很精彩，我很感激能成为你的母亲。